मोटापा
कारण एवं निवारण

सुरेन्द्र डोगरा 'निर्दोष'

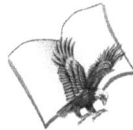

वी एण्ड एस पब्लिशर्स

प्रकाशक

वी एण्ड एस पब्लिशर्स

F-2/16, अंसारी रोड, दरियागंज, नई दिल्ली-110002
23240026, 23240027 • फैक्स: 011-23240028
E-mail: info@vspublishers.com • *Website:* www.vspublishers.com

शाखाः हैदराबाद
5-1-707/1, ब्रिज भवन (सेन्ट्रल बैंक ऑफ इण्डिया लेन के पास)
बैंक स्ट्रीट, कोटी, हैदराबाद-500 095
040-24737290
E-mail: vspublishershyd@gmail.com

फ़ॉलो करें:

किसी प्रकार सम्पर्क हेतु एसएमएस करें: **VSPUB** to **56161**

हमारी सभी पुस्तकें **www.vspublishers.com** पर उपलब्ध हैं

मुद्रक: परम ऑफसेटर्स, ओखला, नई दिल्ली-110020

प्रकाशकीय

प्रस्तुत पुस्तक **'मोटापा कारण एवं निवारण'** अपने पाठकों के हाथों में देते हुए हमें असीम आनंद की अनुभूति हो रही है। मोटापा केवल अपने देश में ही नही वरन् विश्व की एक समस्या बन चुका है। आजकल शहरों क्या, देहातों में भी लोग इस बीमारी से ग्रसित हैं। अब मोटापा एक बीमारी नहीं, महामारी बन चुका है। अपने देश में एक ऐसा वक्त था जब लोग भूख से मरते थे लेकिन आजकल लोग खा-खाकर काल कवलित हो रहे हैं। आज की इस भाग-दौड़ की जिन्दगी में इनसान झूठी खुशियों के लिए भाग रहा है। किसी के पास समय नहीं है कि सुकून से बैठकर समय पर भोजन करे। स्वस्थ रहने के लिए यह अति आवश्यक है कि आपका आहार-विहार शुद्ध एवं समयनिष्ठ हो। आज का इनसान पैदल चलना नहीं चाहता, लेकिन उसे यह नहीं मालूम की प्रतिदिन कम से कम एक हजार कदम पैदल चलना ही चाहिए। मनुष्य के जीने की शैली विकृत हो चुकी है जिसे अगर 'Life Style Disease' कहें तो कोई अत्युक्ति नहीं होगी।

मोटापा का अभिप्राय शरीर में अनावश्यक चरबी के बढ़ जाने से है। यदि कोई व्यक्ति शरीर की ऊर्जा खपत से अधिक ऊर्जा ग्रहण करेगा तो अधिक ऊर्जा शरीर में अतिरिक्त चरबी के रूप में जमा होना शुरू हो जाता है। इस प्रकार शरीर में चरबी यदि बढ़ती जाती है तो व्यक्ति मोटा और थुलथुल हो जाता है, जो अनेक समस्याओं का कारण बनता है।

इस पुस्तक में यह प्रयास किया गया है कि कोई भी व्यक्ति इसे पढ़कर इन सब समस्याओं से कैसे निज़ात पा सकता है तथा किस तरह अपने को चुस्त-दुरुस्त रख सकता है। मोटापा हृदय रोग को आमन्त्रण देता है। इन सभी समस्याओं से उबरने के लिए इसे पूर्ण मनोयोग से पढ़ें तथा स्वस्थ रहें।

–प्रकाशक

दो शब्द

जिस युग में हम जी रहे हैं, उसे कलयुग कहा जाता है। नाम के अनुसार ही हर कार्य मशीनों से होने लगा है। विज्ञान ने काफी उन्नति कर ली है, लेकिन मनुष्य के शरीर के सम्बन्ध में विज्ञान के कदम ज्यादा गति से आगे नहीं बढ़े हैं। खेद की बात है कि बड़े-बड़े वैज्ञानिक, इंजीनियर हृदय गति रुकने/कोलेस्ट्रोल बढ़ने से मौत का शिकार हो जाते हैं। क्योंकि उनके पास शरीर का पर्यात ज्ञान नहीं है। आज तकनीक है, मगर वक्त नहीं हैं। आज जरूरत है इनसान को सेहत के क्षेत्र में एक सही मार्ग दर्शन की। ऐसी ही एक छोटी-सी कोशिश मैंने आपके लिए, अपने पाठकों के लिए यह पुस्तक लिखकर की है। मेंरे बहुत सारे पाठक, श्रोता, एवं वे लोग जो व्यक्तिगत रूप से मुझसे योग प्राणायाम या फिर अन्य शारीरिक मानसिक समस्याओं का निदान पाने आते हैं, वे सब एक लम्बे अरसे से माँग कर रहे थे कि मैं अपने ज्ञान को एक पुस्तक रूप दूँ ताकि वे जब चाहें इसे पढ़कर लाभान्वित हो सकें। पुस्तक रूप में आकर मेरे ज्ञान से केवल यही लोग नहीं, बल्कि वे सब भी लाभान्वित होंगे, जो न तो मुझे जानते हैं और न ही किसी रूप से मुझसे जुड़े हुए हैं, लेकिन अपने शरीर को स्वस्थ रखने के प्रति सजग हैं। अपने अर्जित ज्ञान के एक विशेष भाग को आप सब के साथ बाँटने की यह एक छोटी-सी कोशिश है।

आज दुनिया भर में मोटापा एक बीमारी नहीं, बल्कि महामारी के रूप में उभर कर सामने आया है। हमारे भारतवर्ष की अगर बात करें तो देश में एक ऐसा वक्त आया जब लोग भूख से मरते थे, लेकिन आज परिस्थितियाँ बदली हैं लेकिन मरने का प्रतिशत नहीं क्योंकि आज लोग भूख से नहीं, बल्कि खा-खाकर मर रहे हैं। इनसान को सही जानकारी न होने की वजह से यह सारी दिक्कतें आ रही है। कुछ लोग जिन्हें जानकारी है भी, उन्हें वक्त नहीं है कि सही खाना बनाकर या चुनकर खा सकें। नि:सन्देह इनसान ने बेहद तरक्की की है, उसका दिमाग विकसित हुआ है। लेकिन खेद की बात यह है कि आज अगर इनसान से यह पूछें कि अन्तरिक्ष में पहला विमान कब गया, तो वह बता देगा, चन्द्रमा का आकार, मंगल ग्रह पर पानी, शनि ग्रह के छल्ले, समुद्र के तल का ज्ञान सब उसकें पास है, किन्तु अगर उससे पूछें कि गुरदे का काम क्या है? उसका वज़न

कितना है? यकृत क्या है? प्लीहा क्या है? खाना कैसे हज़म होता है? शरीर में ऊर्जा कैसे आती है? तो वह बताने में अपने आप को असमर्थ पाता है। कहने का अर्थ यह है कि सारे ब्रह्माण्ड का ज्ञान रखने वाले इनसान के पास अपने ही शरीर का ज्ञान नहीं है। यही कारण है कि हम मोटापा और अन्य कई बीमारियों के चंगुल में आसानी से फँसते चले जाते हैं।

मेरी यह पुस्तक निश्चित रूप से आपके मोटापे को कम करके आपके जीवन को बदलने में एक अहम रोल अदा करेगी। मैंने इस पुस्तक में अपने 12 वर्षों के गहन अध्ययन एवं अनुभव को आपके साथ बाँटा है, ताकि आप बेहद आसान, कम खर्चीले एवं कारगर तरीकों को अपनाकर अपना स्वास्थ्य सुधार कर बेहतर जिन्दगी जी सकें।

इस पुस्तक को में अपनी स्वर्गीया माँ श्रीमती बिमला देवी एवं स्वर्गीय पिता श्री सूबेदार हरनाम सिंह को समर्पित करना चाहूँगा। उन्होंने जिन्दगी की विकटतम परिस्थितियों को धैर्य एवं संयम के साथ जीता। अपने कष्टों को केवल अपने हृदय तक रखकर उन्होंने हमेशा हमारा हौसला बढ़ाया। 80 वर्षों के उनके जीवन-काल में मैंने उन्हें कभी हताश नहीं देखा। सफल जीवन के कई सबक उनका मौन हमें दे गया। आज में जो कुछ हूँ उन्हीं के मार्गदर्शन एवं आशीर्वाद की वजह से हूँ। इस पुस्तक के लिए चित्रों सम्बन्धी मदद करने के लिए मेरी सहयोगी शिक्षिका श्रीमती कोमल अरोड़ा एवं उनकी एक होनहार शिष्या कुमारी परणीत कौर (मुम्बई निवासी) का में विशेष रूप से आभारी हूँ, जिन्होंने अपनी व्यस्त जिन्दगी से वक्त निकालकर अपने चित्र लेने तथा उन्हें इस पुस्तक में इस्तेमाल करने की अनुमति दी।

मैं प्रिंसीपल ग्रीन फील्ड सीनियर सेकैंडरी स्कूल नगरोरा वगवाँ एवं उसके छात्र-छात्राओं का छायाचित्रों के लिए धन्यवाद देना चाहता हूँ।

मैं परम पूजनीय स्वामी राम देवजी महाराज का भी विशेष रूप से धन्यवाद देना चाहूँगा, जिन्होंने इस क्षेत्र में मेरी रुचि को मुकाम तक ले जाने के लिए शुभ आशीष दिया। मैं अपनी धर्मपत्नी श्रीमती वीरेन्द्र कौर एवं सुपुत्री कुमारी श्रेया डोगरा को धन्यवाद देना चाहूँगा, क्योंकि इन्होंने इस पुस्तक को लिखने में मुझे वक्त एवं माहौल दिया। अन्त में मैं अपने अनुज अरविन्द डोगरा, ज्येष्ठ भ्राता डा. राजेन्द्र सिंह एवं उनकी धर्मपत्नी श्रीमती संयोगिता को धन्यवाद देते हुए मोटापे को खत्म करने वाले एक शस्त्र के रूप में यह पुस्तक आपके हवाले करता हूँ।

–सुरेन्द्र डोगरा 'निर्दोष'

विषय-सूची

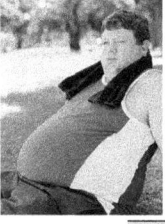

मोटापा आखिर है क्या?

आज जैसे-जैसे हम उन्नति कर रहे हैं कुछ ऐसी परेशानियाँ भी हैं, जिनसे हमें दो-चार होना पड़ रहा है। ऐसी ही एक बीमारी है, "Life Style Disease" यानी जीवन जीने की विकृत शैली। हम सभी प्रगति की इस दौड़ में इतने व्यस्त हो गये हैं कि अपने लिए वक्त निकाल ही नहीं पाते। और जब हम अपने लिए वक्त नहीं निकाल पाते तो फिर हमारे खान-पान का ध्यान कौन रखेगा? क्योंकि संयुक्त परिवार की परम्परा तो अब खत्म हो चुकी है।

आज की इस दौड़-भाग की जिन्दगी में इनसान झूठी खुशियों के लिए भाग रहा है। पति को पत्नी से बात करने का समय नहीं है, माँ-बाप बच्चों को नौकरों के भरोसे छोड़ देते हैं। हर कोई एक अजीब दौड़ में लगा हुआ है। इस अजीब दौड़ में हम कई सफलताएँ, कई पदक, कई पदोन्नति पाते हैं और अगर कुछ नहीं पाते हैं, तो वह है अपनापन, प्यार, स्नेह और परिणामस्वरूप हम अपना स्वास्थ्य खराब कर लेते हैं। मेरा यह मानना है कि अगर स्वस्थ नहीं है, तो कुछ भी नहीं है। अगर हमारे पास करोड़ों की जायदाद, व्यापार है, कई गाड़ियाँ हैं, बैंक खातों में करोड़ों रुपये हैं, लेकिन वह सब किस काम का अगर हम स्वयं ही स्वस्थ नहीं हैं!

मेंडिकल साइंस के उन्नति के कारण हमने बहुत सारी बीमारियों का इलाज खोज निकाला हैं किन्तु आज अगर सच कहूँ तो मोटापा कैंसर से भी अधिक खतरनाक बीमारी बन चुका है। मोटापे से होने वाली मौतों के आँकडे चौंकाने वाले हैं। बाकी कि सब बीमारियाँ अधिकांशत: किसी एक body system पर आक्रमण करके उसे प्रभावित करती हैं, किन्तु मोटापा एक रोग नहीं, अपितु महारोग है, जो कि पूरे शरीर के सभी अंगों की कार्यप्रणाली को प्रभावित करता है तथा उनके ऊपर अतिरिक्त बोझ डालता है। जिससे इनमें खराबी आने या इनके फेल होने का प्रतिशत काफी बढ़ जाता है। गाँवों की अपेक्षा शहरों की अगर हम बात करें, तो मोटापे का यह भयानक रोग बहुत तेजी से बढ़ रहा है।

मोटापे का अभिप्राय शरीर में चरबी के बढ़ जाने से है। यदि आप अपने शरीर के ऊर्जा खपत से अधिक खाना खाते हो तो वह अधिक खाना शरीर में

अतिरिक्त चरबी के रूप में जमा होना शुरू हो जाता है और यह चरबी के ऊतक यूँ ही बढ़ते रहें, तो शीघ्र ही आप एक मोटे व्यक्ति, बालक या स्त्री कहलायेंगे।

अगर आयु तथा कद के हिसाब से आदर्श वज़न आँकड़ों से 10 प्रतिशत या अधिक वज़न है, तो समझना चाहिए कि आप मोटापे के शिकार हो चुके हैं। आदर्श वज़न कितना होना चाहिए, वह मैं इसी अध्याय के अन्त में बता दूँगा।

मोटापा शरीर को बेडौल बनाता है तथा साथ में अनेक रोगों जैसे-उच्च रक्त चाप (B.P.), हृदय आघात (HeartAttack), हृदय के अन्य कई रोग, गुरदों के कई रोग, पित्ताशय की पथरियाँ, रीढ़ की हड्डी के रोग, मधुमेह, साँस यानी फेफड़ों के रोग, जोड़ों के दर्द, वंश वृद्धि सम्बन्धी रोग तथा बे-वक्त बुढ़ापा आदि इसी का कारण है।

आपको जागृत करने के लिए मैं आपसे कुछ प्रश्न पूछता हूँ

1. हमारे देश का राष्ट्रपति कौन है?
2. माउण्ट एवरेस्ट की ऊँचाई कितनी है?
3. उत्तरी एवं दक्षिणी ध्रुवों पर बरफ़ क्यों पिघल रही है?
4. चन्द्रमा की धरती पर पहली बार किसने कदम रखे?
5. गाड़ी की speed (गति) कैसे बढ़ायी जाती है? आदि।

मुझे विश्वास है कि आप मुझे इन सब प्रश्नों के सन्तोषजनक उत्तर दे पायेंगे।

आप सोच रहे होंगे इन प्रश्नो का मोटापे से क्या सम्बन्ध है? सम्बन्ध है! मैं दरअसल आपको जगाना चाहता हूँ आपको यह एहसास कराना चाहता हूँ कि आज हम दुनिया भर का ज्ञान रखते हैं लेकिन अगर इतने प्रश्न अपने शरीर, स्वास्थ या मोटापे के बारे में पूछे जायें तो सारे जवाब सन्तोषजनक नहीं मिलेंगे। क्योंकि हम अपने शरीर का महत्त्व ही नहीं समझते। अत: में यहाँ आप सब साथियों को यह बताना चाहूँगा कि "जान है तो जहान है।" सारी खुशियाँ तब हैं अगर हम हैं, हमारा अस्तित्व है।

बहुत सारे लोग अधिक मोटे हैं, इसलिए मोटापे से परेशान हैं, क्योंकि वे भद्दा नहीं दिखना चाहते। खैर यह भी एक कारण माना जा सकता है, किन्तु मोटापे से होने वाली परेशानियों के बारे में जानेंगे, तो यह और भी अधिक चिन्ताजनक है। अत: स्पष्ट है कि आपका वज़न जितना अधिक है आपको स्वास्थ्य सम्बन्धी समस्याओं का रिस्क (खतरा) भी उतना ही अधिक है।

हमारी शरीर की छोटी-से-छोटी इकाई एक जीवित संरचना है। इस हर इकाई को जरूरत है आक्सीजन, पानी और अन्य पौष्टिक तत्त्वों की। ये इकाइयाँ

(cells) ये सब प्राप्त करती हैं और फिर आपस में जुड़कर पौष्टिकता तैयार करती हैं, जो कि शरीर को बनाने का मुख्य ईंधन है। हृदय और स्वस्थ फेफड़ों की मदद से रक्त शरीर की हर छोटी-बड़ी इकाई तक पहुँचाया जाता है। इसके इस मार्ग में कई बाधाएँ भी आती हैं और उनमें सबसे बड़ी है- हमारे शरीर में जमा अतिरिक्त चरबी (fat)।

हमें आज जरूरत है यह समझने की, कि हम व्यायाम खेल-कूद, योग, प्राणायाम आदि करके शरीर की माँसपेशियों को ताकतवर बनाने की बजाय उनके ऊपर अतिरिक्त बोझा डालते चले जा रहे हैं। जरा सोचिये, हमारे जिस हृदय को 60 किलो वज़न के शरीर को रक्त पहुँचाना था उसे 80 या 100 किलो वज़न के शरीर का रक्त पहुँचाने के लिए कितनी परेशानियाँ झेलनी पड़ेगी। साधारण-सी बात है कि अगर हम बिजली की छोटी मोटर पर अधिक लोड डालेंगे, तो वह भी जल जायेगी या फिर फ्यूज उड़ जायेगा। ठीक वैसे ही हमारा शरीर भी कार्य करता है।

हमारी टाँगों की हड्डियाँ तो वही पतली वाली हैं, लेकिन उन्हें अतिरिक्त 20-25 किलो बोझा प्रतिदिन ढोना पड़ रहा है। इससे वे हड्डियाँ भी कमजोर होंगी तथा जोडों में दर्द भी बढ़ेगा।

महत्त्वपूर्ण बात यानी वज़न घटाने की अगर हम बात करते हैं तो वह भी कुछ इसी तरह है। लोग वज़न को जितनी लापरवाही से बढ़ाते चले जाते हैं उतनी ही लापरवाही वह वज़न घटाने में भी करते हैं। यह लोग शरीर को एकदम भूखा रखकर वज़न को कम करना शुरू कर देते हैं इससे भी हमारे शरीर को नुकसान पहुँचता है।

आज हम कोई भी पत्र-पत्रिका उठाते हैं या फिर T.V देखते हैं तो पाते हैं कि कई तरह के विज्ञापन होते हैं, जो वज़न कम करने, करवाने का दावा करते हैं। कई तो पहले और बाद के फोटो भी छापते या दिखाते हैं। लेकिन मैं यहाँ पर ऐसे विज्ञापनों से बचने की सलाह दूँगा क्योंकि यह अधिकांशतः पैसे लूटने के धन्धे के सिवा कुछ नहीं है। आप बिना मतलब वज़न घटाते-घटाते और पचासों बीमारियाँ ले बैठेंगे।

एक बात आप यह मन में बिठा लें कि यह जीवन, यह शरीर बार-बार मिलने वाला नहीं है। अतः इसे कचरे का डिब्बा न बनायें। इसे समझने की कोशिश करें। आप से बेहतर इसे कोई नही समझ सकता है।

वज़न बढ़ने के कई कारण हैं और उनमें प्रारम्भिक कारण है- हमारी गलत आदतें। इन गलत आदतों में से कुछ इस प्रकार हैं:

1. खाना बनाते-बनाते खाते भी रहना
2. पढ़ते समय खाते रहना
3. जब भी घर में घुसो, कुछ खाने को ढूँढ़ना
4. बच्चों/मेहमानों के साथ खाना
5. शराब का सेवन तथा उसके साथ तैलीय व्यंजन का सेवन
6. थोड़ी-थोड़ी देर में खाते रहना

या फिर जब भी मौका मिले, खाने के बारे में सोचना। केवल यही नहीं, हमारा मूड भी कुछ हद तक इसका जिम्मेदार है। कई बार मूड खराब है, भूख नहीं है, फिर भी अपने मूड को बदलने के लिए हम कुछ न कुछ खाते रहते हैं।

हमारे देश में सबसे गन्दी परम्परा है कि किसी के घर जाना हो, तो मिठाई का डिब्बा तथा बच्चों के लिए चाकलेट या चिप्स लेकर जाते हैं। यह बात समझने की है कि चाहे हम किसी के घर मेहमान बन कर जायें या मेंहमान हमारे घर आयें, वस्तुओं का उपयोग तो हुआ ही। पेट भर खाना खाने के बाद मिठाई। यानी अतिरिक्त ऊर्जा एवं फैट। निश्चित ही हमारे शरीर के पाचन-तन्त्र में गड़बड़ पैदा करके हमें ढोलक का आकार देने में मदद करती हैं।

हमारे इस क्षण भर के स्वाद का यदि किसी को फायदा होता हैं तो वह है-दुकानदार जिसने मिठाई बेची, एजेन्सियाँ जो weight management में लगी हुई हैं, हमारे डाक्टर जिनके पास हम रोगी बनकर जाते हैं तथा वे दवा कम्पनियाँ जिनकी दवा खाकर हमें कुछ राहत मिलती है। सोचें आपका मोटापा कितने लोगों की रोजी-रोटी का कारण है।

यहाँ यह भी मानना पड़ेगा कि लम्बे समय से चली आ रही हमारी कई आदतों को इतनी जल्दी छोड़ा नहीं जा सकता, लेकिन हाँ उनमें सुधार की बात को तो स्वीकारा जा सकता है। हम कुछ नई अच्छी आदतें डालकर भी इनके दुष्परिणामों को खत्म या कम कर सकते हैं। उदाहरणार्थ यदि आप प्रण कर लेते हैं कि मैं सुबह सूर्योदय से पहले उठूँगा और कम से कम 30 मिनट योग करूँगा। शुरू में तो यह आपके लिए मुश्किल एवं कष्टकारी होगा, लेकिन अगर आपने अपनी उन्नति का प्रण ले लिया है, तो धीरे-धीरे यह आपकी आदत बन जायेगी तथा आपके भीतर एक चमत्कारी बदलाव आने लगेगा।

जरूरत है, तो बस सिर्फ आपको अपने-आप को जगाने की। अपने-आप को बताने की, कि मैं अब जीना चाहता हूँ और दूसरों पर बोझ बनकर नहीं बल्कि स्वस्थ जिन्दगी जीऊगाँ ताकि मुसीबत में किसी और के भी काम आ

सकूँ। क्योंकि मोटा व्यक्ति अपने लिए भी मुसीबत है, और दूसरों के लिए भी।

मोटा व्यक्ति बस या गाड़ी में चढ़ते वक्त भी वो अधिक समय लेता है, बीच में फँस जाता है और फिर भीड़ के गुस्से का शिकार भी होता है। मोटा व्यक्ति अगर गिर भी जाये, तो उसे चोट ज्यादा लगती है, तथा कई लोगो को तो उठने के लिए भी किसी के सहारे की जरूरत पड़ती है। आने वाले अगले अध्यायों में मैं मोटापे से होने वाली परेशानियाँ और फिर आगे भिन्न-भिन्न क्षेत्रों के लोगों के लिए भिन्न वज़न कम करने की तकनीकों के बारे में बताऊँगा।

25 वर्ष की उम्र के बाद भारतीय पुरुषों और स्त्रियों में अपेक्षित वज़न किलोग्राम में इस प्रकार है।

ऊँचाई-कद सें.मी. में **पुरुष**	छोटा गठीला	मध्यम शरीर	बड़ा शरीर
152	45.4-48.4	49.4-53.0	52.0-56.2
155	47.0-51.0	50.5-54.3	53.5-58.0
157	48.6-52.0	51.9-55.6	54.3-58.8
160	49.8-53.9	53.0-57.0	56.9-60.9
163	51.4-55.6	54.3-58.8	57.6-62.5
165	52.7-56.8	55.9-60.0	59.2-64.1
168	54.3-57.4	57.6-61.6	60.9-66.1
170	55.6-60.0	59.2-63.7	62.5-67.8
173	57.2-61.6	60.9-65.3	64.1-69.4
175	58.8-63.3	62.5-67.0	65.7-71.4
178	60.4-65.0	64.1-68.6	67.4-73.5
180	62.0-67.0	65.7-70.6	69.0-75.5
183	63.6-68.6	67.4-72.2	70.7-77.2

ऊँचाई-कद सें.मी. में स्त्रियाँ	छोटा गठीला	मध्यम शरीर	बड़ा शरीर
147	42.5–45.3	44.9–48.2	47.8–51.9
150	42.9–46.1	45.7–49.0	48.6–52.7
152	43.7–47.2	46.5–49.8	49.4–53.5
155	44.9–48.2	47.8–51.0	50.6–55.1
152	46.1–49.4	49.0–52.3	51.9–56.3
160	47.4–51.0	50.6–53.9	53.5–58.0
163	48.6–52.3	51.9–55.1	54.3–59.2
165	50.2–53.9	53.1–57.2	56.3–61.2
168	51.4–55.5	54.3–58.8	58.0–62.9

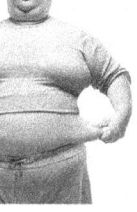

मोटापे के दुष्प्रभाव

प्रिय पाठको! मोटापा यदि आपके लिए अभी तक अन्य बीमारियाँ नहीं लेकर आया है, तो एक अच्छी खबर है, क्योंकि आपने सही वक्त पर इस पुस्तक को चुना है। आप मुझ पर विश्वास करें और तकनीकों को अपनाते चले जायें तो निश्चित तौर पर आप पतले खूबसूरत रूप में आ जायेंगे। दोस्तों मैं यह सब इसलिए कह रहा हूँ क्योंकि पहले मेरा वज़न जरूरत से ज्यादा कम होता था। लोग मुझे कमजोर और सुकट्ठा सा कहकर बुलाते थे। लेकिन हकीकत यह भी थी कि में पतला जरूर था पर कमजोर नहीं था। 168 से.मी. ऊँचाई के साथ मेरा वज़न 46 कि.ग्रा रहता था। लोगों के तानों ने जब मुझे तंग कर दिया तो मैंने वज़न बढ़ाने की योजना बनायी और शाकाहारी भोजन के साथ छः महीनों में 48 किग्रा. से 74 किग्रा. पर पहुँच गया। अब लोगों को मैं ताकतवर लगता था लेकिन खुद सुस्त हो गया था क्योंकि मेरी उन्हीं टाँगों को 24 किलो अधिक वज़न ढ़ोना पड़ रहा था।

दोस्तों, यकीन मानें में छः महीने में ही परेशान हो गया और फिर मेंहनत/कोशिश करके अपने Required वज़न 62 किग्रा. पर वापस आ गया और ऊपर के हिसाब से उसे Maintain करता रहा। मैं बढ़े हुए वज़न की तकलीफ को समझ सकता हूँ। देश की आर्थिक राजधानी मुम्बई में अपने शिविरों/कक्षाओं एवं सेमिनारों के दौरान मैं कई ऐसे लोगों से मिला जिनके पास पैसों की कोई कमी नहीं है, लेकिन उनका शरीर वज़न के कारण नरक बना हुआ है। अत्यधिक अर्जित चरबी के कारण उनका उठना-बैठना मुश्किल हो गया है। किसी दूसरे व्यक्ति की मदद के बिना वे कुछ भी नहीं कर सकते। ***कुछ भी नहीं का मतलब आप समझ सकते हैं।***

अगले अध्यायों में में भिन्न जीवन शैली के लोगों के लिए भिन्न तरह से वज़न कम करने के कारगर तरीकों के बारे में आपको बताऊँगा, लेकिन उससे पहले आपको यह जानना बहुत जरूरी है कि मोटापा क्या है? इस मोटापे से हरज क्या है? तथा यह आता क्यों है? मोटापा बहुत सारे रोगों को जन्म देता है। जिसमें से एक है, मौत की तरफ के सफ़र का छोटा होते जाना। व्यक्ति का वज़न जितना अधिक है उसके शीघ्र एवं आकस्मिक मृत्यु की सम्भावनाएँ उतनी ही अधिक हैं।

और हाँ, अधिकांशतः मृत्यु प्रमाण-पत्र में कहीं भी यह नहीं लिखा जाता कि

व्यक्ति की मृत्यु मोटापे की वजह से हुई है। किन्तु मोटापा ऐसी असंख्य बीमारियाँ पैदा कर देता है, जो इनसान को बेवक्त मृत्यु के करीब ले जाती है। अत: हम कह सकते हैं कि जल्दी मृत्यु पाने के लिए मोटापे का विशेष योगदान रहता है।

पश्चिमी देशों में सन् 1970 में जब मोटापे के कारण अधिक मौतें होने लगी, तो इस विषय पर गहन अध्ययन किया गया और फिर पाया गया कि मोटापे की वजह से मधुमेह, हृदय की समस्या, लीवर एवं गुरदे की समस्याएँ बढ़ीं, जो कि इनसानों की मृत्यु का कारण बनीं।

हमारा शरीर एक संस्था

हमारा शरीर भी एक संस्था की भाँति काम करता है। जिस तरह किसी भी छोटी-बड़ी संस्था को कुशलतापूर्वक कार्य करते रहने के लिए एक अच्छे मैनेजमेण्ट, एक अच्छे निर्देशन, अच्छे नियोजन तथा आपसी बेहतर तालमेल की जरूरत होती है, बीच में एक भी कड़ी ठीक से काम न करे, तो सारी संस्था उसका बुरा प्रभाव झेलती है। ठीक उसी प्रकार हमारे शरीर के भीतरी organs (अंग) भी एक-दूसरे की मदद करते हैं और किसी एक के भी ठीक से काम न करने की स्थिति में पूरी व्यवस्था डगमगा जाती है।

हृदय और फेफड़े हमारे शरीर के दो मुख्य अंग हैं, जो कि एक-दूसरे पर निर्भर करते है। हृदय हमारे शरीर का एक मुख्य अंग है, जिसके बिना हम एक मिनट भी जिन्दा नहीं रह सकते। जब से हमारी संरचना हुई है, यह लगातार धड़क रहा है अर्थात् कार्य कर रहा है। यह शरीर की छोटी से छोटी इकाई तक शुद्ध रक्त का संचार करता है। यह शुद्ध रक्त को पम्प करता है, जो कि रक्त वाहिकाओं के द्वारा शरीर में बँटता चला जाता है और हर अंग तक पहुँचता है। शरीर से खराब खून veins (शिराओं) के माध्यम से फेफड़ों में पहुँचता है। फेफड़ों में यह रक्त ताजा आक्सीजन की मदद से साफ होता है और इसे वापस हृदय में भेज दिया जाता है। फेफड़े शुद्ध रक्त को न तो सीधी organs (अंगो) तक भेजता है और न ही सीधे तौर पर खराब रक्त को ग्रहण करता है।

खून/रक्त को प्राप्त करने और शोधित होने के बाद उसे पुन: वापस भेजने का कार्य हृदय का होता है। यह ही शोधित रक्त को सभी organs (अंगो) तक पहुँचाता है। अत: हृदय में यदि किसी तरह की रुकावट या खराबी आती है, तो फेफड़ों में भी खराबी आने लगती है। और ठीक इसके विपरीत भी ऐसा ही होता है। यानी फेफड़ों में कोई खराबी आती है, तो हृदय में भी समस्या उत्पन्न हो जाती है। अत: हम यह कह सकते हैं कि शरीर के यह दो महत्त्वपूर्ण अंग एक-दूसरे पर निर्भर करते हैं और किसी एक में भी खराबी आने से दूसरे की क्रियाशीलता में भी बाधा उत्पन्न हो जाती है।

अत्यधिक चरबी-हृदय की कार्य क्षमता/कुशलता में बाधक है। हालाँकि चरबी की हमारे शरीर में जरूरत होती है, लेकिन जैसा कि कहा गया है कि हर चीज की अधिकता नुकसानदेह हो सकती है। ठीक उसी तरह जरूरत से ज्यादा चरबी का मानव-शरीर में होना ही कई समस्याओं को आमन्त्रण देना है। चरबी शरीर के ऊतकों में होती है और शरीर में कई तरह की बीमारियाँ पैदा करती है। यह चरबी शरीर में मुख्यत: निम्नलिखित स्थानों पर होती हैं: -

1. गुरदे के चारों तरफ ढीले पड़े ऊतकों में
2. हृदय की surface layer में
3. और पेट के सहायक ऊतकों में

जैसाकि आप जानते है कि हृदय उनको रक्त बाँटता है, भेजता है, हृदय की माँसपेशियाँ संकुचित होकर रक्त को पम्प करती हैं। जब चरबी हृदय के आस पास जमा हो जाती है तो उसके ऊपर अतिरिक्त बोझ/लोड बढ़ जाता है तथा उसे अधिक काम करना पड़ता है। अत: हृदय को ऊतकों तक खून पहुँचाने में काफी अधिक श्रम करना पड़ता, इस कारण इसे काफी असुविधा होती है। हमारे रक्त को पोषक तत्त्व हमारी आँतों से प्राप्त होते हैं तथा आँतें इन्हें हमारे द्वारा खाये गये पदार्थों अथवा भोजन से निकालती हैं। अत: जब चरबी/fat का प्रतिशत बढ़ जाता है और यह निर्धारित या वांछित सीमा के पार चला जाता है, तो हमारा खून गाढ़ा हो जाता है। अत: इसे गाढ़े हुए खून को शरीर विभिन्न अंग तक पहुँचाने के लिए हमारे हृदय पर अतिरिक्त भार पड़ता है। लगातार रक्त प्रवाह के बावजूद चरबी हृदय धमनियों में जमा होती जाती है तथा इन्हें मोटा कर देती है। अत: हम जो कुछ भी खाते हैं उसी पर निर्भर करता हैं कि हमारा वज़न कितना बढ़ेगा तथा हमारा हृदय एवं फेफड़े कितने बेहतरीन ढंग से काम करेंगे।

एक जाना पहचाना नाम-कोलेस्ट्रोल

कोलेस्ट्रॉल एक ऐसा शब्द है जो हम सब अकसर सुनते रहते हैं और इतना भी जानते हैं कि यह शरीर में हृदय की गड़बड़ी से सम्बन्धित होता है। लेकिन यह है क्या चीज? दरअसल यह रक्त का एक संघटक है अत: रक्त में मौजूद रहता है। यह CELL MEMBRANE (अन्त:कोश की परत) तथा चमड़ी की ऊपरी परत में भी मौजूद होता है।

एडरनालिन और सेक्स GLAND हारमोंस के निर्माण के लिए इसका प्रयोग करते हैं। शरीर की रासायनिक क्रियाओं में कोलेस्ट्रोल का नियमित एवं उचित योगदान रहता है।

हमारे द्वारा खाये गये अधिक सैचुरेटिड वसा/चरबी युक्त भोजन से यह हमारे शरीर में प्रवेश करता है। अधिक वसा युक्त खाने में यह अधिक मात्रा में पाया

जाता है। शरीर में अधिक मात्रा में कोलेस्ट्रॉल होने से यह हृदय की धमनियों में चिपकना शुरू हो जाता है। जिसके कारण यह रक्त प्रवाह के मार्ग को कम करता है तथा धमनियों को अधिक कठोर बना देता है। अधिक वसा हृदय की बाहरी परतों के ऊपर भी जमा हो जाता है। शरीर में इकट्‌ठा हुई यह अतिरिक्त चरबी भी शरीर के अन्य अंगों/हिस्सों की तरह काम करती है, अतः इसे भी रक्त की जरूरत पड़ती है। जैसे कि शरीर के अन्य ऊतकों को। अतः हृदय के पास शरीर को खून पहुँचाने वाली जगह में भी वृद्धि हो जाती है जिसके कारण उसके ऊपर अतिरिक्त बोझ पड़ता है।

एक मोटे व्यक्ति के हृदय को सामान्य से बहुत अधिक कार्य करना पड़ता है, क्योंकि शरीर सारी चरबी तक खून पहुँचाने का काम उसी का है। अतः उसे अतिरिक्त कार्य करना पड़ता है।

अधिक मोटापा शरीर में फेफड़ों की कार्यविधि में भी रुकावट डालता है, जिसके कारण इनसान को साँस से सम्बन्धित रोग एवं रुकावटें पैदा होने लगती हैं।

हृदय और फेफड़ो के अलावा यकृत और गुरदे भी उन मुख्य अंगो में से हैं, जो कि मोटापे की मार को झेलते हैं। यहाँ यकृत एवं गुरदों की कार्य प्रणाली पर थोड़ा-सा प्रकाश डालना उचित रहेगा ताकि आपकों यह ज्ञान मिल जाये कि शरीर में इनकी उपयोगिता क्या और कितनी है?

यकृत के बिना मेटाबॉलिज्म सम्भव नहीं

हमारे शरीर में लीवर यानी यकृत का एक महत्त्वपूर्ण काम है। इसे शरीर की केमिकल फैक्टरी भी कहा जाता है। यह हमारे शरीर में मेटाबॉलिज्म यानी वसा के केमिकल बदलाव में मुख्य भूमिका निभाता है। शरीर में ऊष्मा और ऊर्जा के लिए बसा की जरूरत होती है। यकृत हमारे शरीर में प्लीहा (PANCREASE) की मदद से वसा यानी चरबी को तोड़ता है और खाने में अतिरिक्त कार्बोहाइड्रेट्स को बसा यानी फैट के रूप में संचित कर लेता है। जब हम भोजन में अपनी जरूरत से ज्यादा कैलोरी ले लेते हैं तो वह हमारे शरीर में चरबी (FAT) के रूप में संचित होती रहती हैं और जब कभी भी हमारे शरीर को चरबी/फैट की आवश्यकता होती है तो हमारा भीतरी तन्त्र इसे यहाँ से उपलब्ध करवाता है। इसका मुख्य उदाहरण वर्ष 2011 में देश की जनता नें अपनी आँखों से देखा। यह अलग बात है कि बहुत कम व्यक्ति इस बात को समझ पाये होंगे या फिर उन्होंने इस ओर अपना ध्यान दौड़ाया होगा। देश की राजधनी दिल्ली के रामलीला मैंदान में दो बड़े अनशन हुए। पहला अनशन बाबा रामदेव जी का तथा दूसरा श्री अन्ना हजारे जी का। हमें यहाँ किसी के अनशन से कुछ लेना-देना नहीं है। मगर हम बात अपने काम की यानी हमारे शरीर द्वारा फैट के आपात्कालीन भण्डार के प्रयोग की करने जा रहे है। पहले अनशन में बाबा रामदेव जी थे। वे अनशन पर बैठे। खाना तो उन्होंने छोड़ दिया,

लेकिन शरीर द्वारा योग एवं प्राणायाम करना नहीं छोड़ा। शरीर को पोषक तत्त्वों की जरूरत बढ़ी, भोजन शरीर में गया नहीं और अतिरिक्त फैट/मोटापा या चरबी उनके शरीर में था नहीं, अत: बहुत जल्दी उनकी हालत बिगड़ने लगी। दूसरी तरह भी अन्ना हजारे हैं उन्होंने भी खाना छोड़ दिया लेकिन शरीर द्वारा अत्यधिक श्रम बन्द कर दिया। वाक् तन्तुओं का भी कम इस्तेमाल किया, शरीर में जमा काफी चरबी थी जिसने शरीर के आपात्कालीन व्यवस्था को सुचारु रूप से सम्भाल लिया तथा वे एक लम्बे समय तक अनशन कर सके।

इंसुलीन एक ऐसा शब्द है, जिसे कम से कम सुन तो हम सभी ने रखा है खास करके उन्होंने जो शुगर की बीमारी से ग्रसित हैं। इंसुलिन दरअसल में एक ऐसा हार्मोन है, जो पैनक्रियास यानी (प्लीहा) द्वारा एण्डोक्राइन प्रक्रिया के द्वारा पैदा किया जाता है। इंसुलिन दरअसल ग्लूकोज को जलाने में काम आता है।

यकृत हमारे शरीर में चल रहे रक्त में से अतिरिक्त ग्लूकोज को निकाल कर इकट्ठा कर लेता है। अब इंसुलिन की सहायता से यकृत (liver) इस ग्लूकोज को ग्लाइकोन नामक substance पदार्थों में बदल देता है। इसका भी प्रयोग शरीर स्वयं जरूरत पड़ने पर करता रहता है। जब भी जरूरत पड़ती है, यह ग्लाइकोन वापस ग्लूकोज में बदल जाता है और शरीर में संचारित कर दिया जाता है।

एक मोटे व्यक्ति में ज्यादा खाने की भी लत होती है। 10 में से 9 मोटे व्यक्ति ऐसे होते हैं, जो अपनी अत्यधिक भूख पर नियन्त्रण नहीं कर सकते हैं। और यदि परिवार में शुगर का इतिहास है यानी शुगर रोग आनुवंशिक है और व्यक्ति काफी मोटा भी है तथा उसे अधिक कार्बोहाइड्रेड एवं वसा युक्त भोजन लेने की आदत पड़ चुकी है, तो ऐसी स्थिति में शरीर द्वारा एकत्रित इंसुलिन कम पड़ने लगता है और इसका कुप्रभाव लीवर पर भी पड़ता है। यहीं एक विशेष कारण है कि मोटे व्यक्तियों को वसा युक्त भोजनों एवं मिठाइयों से जहाँ तक सम्भव हो सके दूर रहने की सलाह दी जाती है।

गुरदों के कार्य एवं प्रभाव

गुरदे भी हमारे शरीर के महत्त्वपूर्ण अंग हैं। हमारे शरीर में दो गुरदे होते हैं। ये शरीर में नाभी के दोनों तरफ दायें और बायें हमारे पेट में स्थित होते हैं। यह शरीर से तरल पदार्थों के उत्सर्जन का कार्य करते हैं। गुरदों में रक्त कोशिकाओं की भरपूर सप्लाई होती है। इसमें बेहतरीन फिल्टर (छनने) होते हैं। यह फिल्टर बेहतरीन तरीके से कार्य करते हुए हर एक घण्टे में दो बार शरीर के पूरे रक्त को फिल्टर कर देते हैं। यह इतने शानदार फिल्टर होते हैं कि आवश्यक प्रोटीन एवं लाल रक्त कोशिकाओं को अपने में से गुजरने नहीं देते। ज्यादातर तरल का दोबारा प्रयोग हो जाता है। आवश्यक ग्लूकोज, अमीनो एसिड हार्मोंस एवं दूसरे विटामिनों को सोखने के बाद पुन: रक्त प्रवाह में भेज दिया जाता है। इसमें से

जो चीजें अधिक मात्रा में शेष रह जाती हैं, उन्हें मूत्र के रूप में बाहर का रास्ता दिखा दिया जाता है। शरीर में वसा व ऊतक जितने अधिक होंगे यह पूरी प्रक्रिया उतनी ही मुश्किल होगी। अत: जब कोई व्यक्ति अधिक मोटा होता है, तो गुरदे के रोग होने के आसार काफी बढ़ जाते हैं।

माँसपेशियों तथा जोड़ों पर अतिरिक्त भार

शरीर में चरबी के अधिक जमा हो जाने से व्यक्ति मोटा होता है तथा उसका वज़न बढ़ जाता है। यह बढ़ा हुआ वज़न हमारे शरीर के ढाँचे एवं माँसपेशियों की कार्य-प्रणाली को प्रभावित करता है। अतिरिक्त वज़न होने के कारण हमारे सभी शारीरिक ढाँचे के जोड़ों पर अतिरिक्त बोझ पड़ता है और जैसा कि समझा जा सकता है, किसी भी मशीन या प्रणाली पर यदि जरूरत से ज्यादा भार डालेंगे, तो उसमें टूट-फूट या खराब होने की सम्भावनाएँ भी उतनी ही अधिक हो जायेंगी। यही कारण है कि अधिक मोटे लोगों में gout (अँगूठा) Rheumatism (रीढ़) और Arthiritis (घुटनों) यानी हड्डी-सम्बन्धी रोग अकसर पाये जाते हैं। लोग ऐसे भी तर्क करते हैं कि यह रोग तो कई बार पतले लोगों को भी हो जाते हैं। लेकिन मैं यहाँ आपको यह बताना चाहूँगा कि अपवाद तो हर चीज के होते हैं और यह भी सही है कि कुछ एक कमजोर लोगों को इन्हें पाने का विशेष अधिकार है। सीधे से समझने वाली बात यह है कि जो तराजू पाँच किलो तक का सामान तौलने के लिए बना है, उसमें अगर आप 15-20 किलो का सामान तौलना शुरू कर देंगे, तो वह तौल तो सकता है, लेकिन बहुत जल्दी उसमें खराबी आ जायेगी या फिर वह टूट भी जायेगा।

कुछ एक बार मोटापा नपुंसकता को भी जन्म देता है और अगर यह काफी छोटी उम्र में हो जाये, तो जीवन भर के लिए व्यक्ति को नकारा बना सकता है। इस अध्याय में यह सब बातें बताने और आपको जानकारी देने का मेरा यह मकसद है कि यदि आप जरूरत से ज्यादा मोटे हैं, तो आने वाली समस्याओं के बारे में सोचें, अपना आलस्य त्यागें तथा आज ही इस भयानक रोग को भगाने के लिए कमर कस लें क्योंकि ऐसा करना थोड़ा मुश्किल जरूर लग सकता है, किन्तु नामुमकिन बिलकुल नहीं है। और आने वाले अध्याओं को अगर आप ढंग से और ध्यान से पढ़ेंगे, तो न केवल मोटापा बल्कि और भी कई बीमारियों को आप अपने से कोसों दूर भगा सकेंगे। वादा करें आप मेरा साथ देंगे और अपना भविष्य उज्ज्वल बनायेंगे।

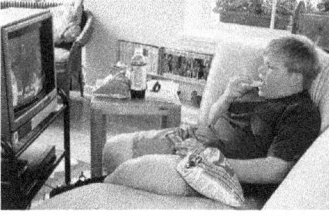

बच्चों में मोटापा

मोटे व्यक्ति अकसर कई तरह के व्यंग्यवाणों का शिकार होते हैं। मैं उन्हें ऐसी लाचार और असहाय हालत में देखता हूँ तो बहुत दुःख होता है। उनकी बेचारगी किसी असहाय, अपंग व्यक्ति जैसे लगती है। कुछ लोग उन्हें मोटा या मोटी कहते हैं, तो कुछ कद्दू या भैंसा तक कह देते हैं। लेकिन दुःख की बात यह है कि अपने इस बेचारेपन के लिए वे स्वयं ही जिम्मेदार हैं। मैंने स्वयं देखा है कि हमारे साथ काम करने वाली एक महिला कर्मचारी को ऑफिस आते-जाते वक्त शेयर-टैक्सी वाले उसे नहीं बिठाना चाहते क्योंकि वह मोटापे के कारण दूसरे लोगों के लिए असुविधा का कारण बनती है।

बच्चे और मोटापा

जहाँ पतले और चुस्त-दुरुस्त बच्चे अच्छे और खूबसूरत लगते हैं, वहीं मोटे बच्चे भद्दे, सुस्त और टमाटर जैसे गोल-मटोल लगते हैं। इनमें से कुछ एक बच्चे बहुत ही भावुक होते हैं। अतः वह अपने सहपाठियों के द्वारा किये गये व्यंगों से मानसिक तौर पर परेशान हो जाते हैं। इसके कारण उनकी अन्य कार्यों में भी रुचि समाप्त या कम होने लगती है। ऐसे में कई बार वे एकान्त को चुनते हैं और शरीर के साथ-साथ मानसिक रोगों के भी शिकार हो जाते हैं।

आजकल बच्चों में मोटापा अकसर देखने में आता है। कुछ हद तक यह आनुवंशिकता के कारण भी हो सकता है, लेकिन मुख्य कारण गलत खान-पान ही होता है। टीवी को बच्चे अकसर देखते रहते हैं और बैठे-बैठे खाते रहते हैं। घर से बाहर खेले जाने बाले खेलों में न तो माँ-बाप रुचि दिखाते हैं और न ही बच्चे खेलना चाहते है। बैठे-बैठे वसायुक्त भोजन, चाट, पकौड़े, कचौड़ी आदि खा-खाकर बच्चे भी आलू-बड़े का आकार ले लेते हैं। जिसके कारण वे बचपन से आलस्य के साथ-साथ ही अन्य रोगों से ग्रसित हो जाते हैं। टूटते बड़े परिवार और माता-पिता की नौकरीपेशा वाला होना भी इसका एक मुख्य कारण माना जा सकता है। माँ-बाप के पास पैसा तो है, लेकिन अपने बच्चों को देने के लिए वक्त नहीं है। इन बच्चों को अकसर बाइयाँ पालती हैं। जो उन्हें मशीन की तरह खिलाती हैं। बच्चे माँ-बाप की जगह टेलीविजन को अपना साथी बना

लेते हैं। उस कार्टून को देखते-देखते बहुराष्ट्रीय कम्पनियों के घटिया सामान के आकर्षक विज्ञापन देखकर बच्चे आकर्षित हो जाते हैं और उन्हें पाने की जिद करते हैं। माँ बाप भी शीघ्र ही उनकी यह जिद पूरी करके, उनके स्वास्थ्य के साथ खिलवाड़ करते हैं। बच्चों को अकसर यह नहीं बताया जाता कि क्या खाना चाहिए। उदाहरण के तौर पर लाल मिर्च स्वास्थ्य की दुश्मन है, आलू से मोटापा आता है और तला हुआ आलू पाचन-तन्त्र को भी खराब करता है, मसाले और अधिक नमक स्वास्थ्य को बिगाड़ता हैं, पकाकर प्रिजरवेटिव डालकर कई दिनों तक रखा गया खाना जहर होता है, यह हम सब मानते हैं, लेकिन जब यह सब फ्राइड-चिप्स के रूप में आकर्षक पैक में आता है तथा कोई, हीरो, हिरोइन या वाल कलाकर हाथ में लेकर उसका विज्ञापन देता है तो हम अपने अमूल्य शरीर को यह जहर खरीद कर सौंपने के लिए तैयार हो जाते हैं। इस प्रकार हम स्वयं अपने और अपने बच्चों के शरीर में मोटापे को बुलावा देते हैं।

मिठाइयाँ और मोटापा

बच्चे मिठाइयों की तरफ आकर्षित होते हैं। माँ-बाप उन्हें खाना खाने से पहले मिठाइयाँ खिला देते हैं। जिसके कारण उन्हें पेट भरा हुआ-सा लगता है तथा वे खाना, दाल, सब्जियों आदि को नि:स्वाद मानकर खाने से इनकार कर देते हैं। पेट भरा लगने के कारण वे खाने में रुचि नहीं दिखाते अत: खाना खाये बिना ही पेट भरे होने का झूठ आभास उन्हें होता। थोड़ी देर के बाद उनको पेट खाली लगता है तथा वे फिर वैसी ही स्वादिष्ट चीज चाहते हैं।

अत: बच्चों में अगर उचित अनुशासन बचपन से नहीं पैदा किया गया, तो वे नहीं समझ पायेंगे कि उन्हें क्या खाना चाहिए और क्या नहीं? कौन-सी चीज पोषक है तथा कौन-सी स्वादिष्ट किन्तु हानिकारक। अगर यह चीजें बच्चों को नहीं सिखायी गयीं, तो वह नासमझी में अपना स्वास्थ्य खराब कर बैठेंगे।

कुछ बच्चे ऐसे भी हैं, जो कि प्राकृतिक फल और भोजन खाना चाहते हैं, लेकिन केवल तभी जबकी वह सलाद, कस्टर्ड, या आइसक्रीम में पड़े हों तथा बेहद मिठास के साथ हों। इस तरह से वह अपने आँत, दाँत, पाचन-तन्त्र एवं कई अन्य अंगों को खराब करते हैं।

माँ-बाप का दोष

मेरा यहाँ पर यह मानना है कि बच्चों के इस मोटापे के लिए बच्चे कम उनके माँ-बाप अधिक दोषी है। बच्चों में किस तरह की सोच, रुचियाँ पैदा करनी हैं, किस तरह का खाना देना है यह सब माँ बाप की जिम्मेदारी है। हम केवल आधुनिकीकरण को दोषी मानकर अपना पल्ला नहीं झाड़ सकते। बच्चों की

जरूरतों के प्रति हद से ज्यादा चिन्तित होना, उनकी सारी जरूरतों को तुरन्त पूरा करना यह नहीं जताता कि आप उन्हें बेहद प्यार करते हैं। बल्कि ऐसा करके आप अपने लाडले को बिगाड़ रहे हैं तथा उसके स्वास्थ्य के साथ खिलवाड़ कर रहे हैं। अकसर बच्चों को लालच देने या फिर उनका हौसला अफजाई करने के लिए मिठाइयों का सहारा लिया जाता है।

यहाँ तक की बच्चों के जन्मदिन पर भी उन्हें स्कूल में टाफियाँ, चाकलेट बाँटने के लिए कहा जाता है। पहले यह प्रथा केवल शहरों में ही थी, किन्तु अब इसने ग्रामीण इलाकों को भी अपनी चपेट में ले लिया है। बच्चे टेलीविजन पर कार्यक्रम देखते-देखते चिप्स, चाकलेट, पेस्ट्री, केक, बिस्कुट आदि लगातार खाते रहते है। इस तरह की जरूरत से ज्यादा खाने की आदत ही बच्चों को मोटापे की तरफ ले जाती है। बहुत सारे परिवारों में स्वयं माता-पिता की ऐसी खाते रहने वाली आदतें होती हैं जो बच्चों में आराम से चली जाती हैं।

कुछ बच्चों का वज़न किसी बीमारी या उसके इलाज के कारण भी बढ़ सकता है। जैसे टांसिल निकालने के बाद वज़न बढ़ता है तथा डाउनसिण्ड्रोम के बच्चे भी अधिक मोटे होते हैं, क्योंकि उनकी पाचन क्रिया ठीक से काम नहीं करती।

❧❀❧

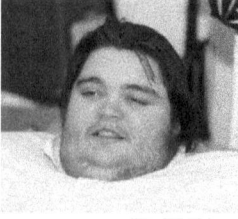

युवाओं में मोटापा

एक वक्त था, जबकि मोटापे को समृद्धता की निशानी माना जाता था। मोटे व्यक्ति तोंद पर हाथ फेर कर बड़े फ़ख्र से कहते थे कि हम तो खाते-पीते घर से हैं। किन्तु आज वक्त बदल चुका है, लोगों को हकीकत का पता लगने लगा है कि मोटापा समृद्धता की नहीं बल्कि बीमारी की निशानी है। मोटापा आने के कारण कई हो सकते हैं।

कुछ लड़कियाँ जब जवानी की दहलीज पर कदम रखती हैं, तो हार्मोंस की बदलाव खराबी के कारण उनमें मोटापा आ सकता है। ऐसा कई बार लड़कों में भी देखा जा सकता है। इस उम्र में लड़के-लडकियाँ पढ़ाई करने या फिर टेलीविजन देखते के चक्कर में देर रात तक जागते रहते हैं। कम सोने की वजह से वे दिन भर थके-थके से रहते हैं, जिसके कारण वे अकसर कॉलेज या स्कूल जाने से पहले नाश्ता नहीं करते।

जवान होते लड़के-लड़कियों को अच्छी मात्रा में पौष्टिक भोजन की आवश्यकता होती है, ताकि उनके मस्तिष्क और अंगो का सम्पूर्ण, सुनियोजित विकास हो सके। अत: इसके लिए जरूरी है कि वे नाश्ता जरूर करें। यदि नाश्ता छोड़ दिया जाता है, तो चाहे कैसी भी परिस्थितियाँ क्यों न हों, एक-दो घण्टे बाद भूख लगेगी ही। ऐसे समय में यह छात्र-छात्राएँ कैण्टीन से वैफर, समोसे, पकोड़े या केक आदि खाकर पेट भरते हैं। इन चीजों के भीतर जरूरत से ज्यादा कैलोरी होती है तथा अन्य पोषक तत्त्वों की इनमें कमी रहती है। परिणाम स्वरूप कई तरह की बीमारियाँ आती हैं तथा छात्र-छात्राएँ मोटापे का शिकार होने से अपने-आप को बचा नहीं पाते।

पार्टियाँ

छात्र-छात्राएँ अकसर पार्टियों में विशेष रुचि रखते हैं। इन पार्टियों में उन्हें चिप्स, केक, पेस्ट्रीस, पीजा, बर्गर और सॉफ्ट ड्रिंक्स मिलते हैं। दुर्भाग्य की बात है कि जीभ को स्वादिष्ट लगने वाले यह सभी व्यंजन स्वास्थ्य के दुश्मन हैं और जहाँ तक सॉफ्ट ड्रिंक्स का सवाल है, यह कभी सॉफ्ट नहीं होते। यदि विश्वास न हो, तो अपने टायलेट सीट या वाशबेसिन में सॉफ्ट ड्रिंक्स डालकर देखिए वह चमकने लगेंगे। एक काकरोच को अगर आप चीनी के पानी में डालेंगे, तो उसे कुछ नहीं होगा

लेकिन सॉफ्ट ड्रिन्क में डालने पर वह मर जायेगा। ऐसा इसलिए होता है, क्योंकि यह एसिडिक होते हैं और एसिड का डायरेक्ट अटैक हमारे स्वास्थ्य के लिए हानिकारक होता है। ऐसा ही कुछ फास्ट फूड के बारे में भी है। मेरा यह मानना है कि "FAST FOODS ARE FOODS WHICH TAKE YOU TO YOUR END FAST" "अर्थात् वे भोज्य पदार्थ, जो आपको अन्त की तरफ तेजी से ले जाते हैं, फास्ट फूड कहलाते हैं।" इन सबसे उन्हें अधिक कैलरी मिलती है तथा वे मोटापे का शिकार हो जाते हैं। ऐसा करते हुए वे उन सब प्राकृतिक एवं पोषक चीजों को भोजन के रूप में नहीं ले पाते, जिनकी उनके शरीर को जरूरत होती है।

वयस्कों में मोटापा

हमारा दिखावटी खान-पान, रहन-सहन, जीवनशैली इस तरह की हो गयी है कि हम आज अपने साथ ही धोखा कर रहे हैं। व्यवसायी लोग अपने दफ्तरों के भीतर या बाहर अकसर पार्टियों का आयोजन करते हैं। इन पार्टियों में आइसक्रीम, फास्ट फूड, और तेल से लबालब खाने परोसे जाते हैं। जो कसर रह जाती है, वह सॉफ्ट ड्रिन्क से पूरी हो जाती है। कुछ लोग तो बीयर, वाइन या अन्य शराबों का भी धड़ल्ले से इस्तेमाल करते हैं। खाना-पीना, मौज-मस्ती बस इनकी जीवनशैली का हिस्सा बन चुकी है। लेकिन मैं इन्हें बताना चाहता हूँ कि यह मौज-मस्ती और बेढंगा खाना-पीना जिसे आप उच्च श्रेणी का मानते हैं आपको धीरे-धीरे एक बड़े केक में बदल रही है और ऐसा ही चलता रहा, तो वह दिन दूर नहीं, जब डाक्टर की तेज धार वाली चाकू से वातानुकूलित कमरे में आपका हैपी-बर्थडे होगा। मर्जी है आपकी, क्योंकि शरीर है आपका!

आज इन लोगों ने बिलासिता के नाम पर अपने शरीर को नरक बना कर रखा है। किसी भी तरह का शारीरिक श्रम करना यह लोग कष्ट समझते हैं और अगर शरीर को कष्ट नहीं देंगे, तो वह कष्ट हमारे पेट के भीतरी हिस्सों को करना पड़ेगा। एक बात आप हमेशा अपने मन में बैठा लें कि आँत के दाँत नहीं होते। और फिर जब हम हर स्वादिष्ट चीज को खा लेना चाहते हैं, तो उसे पचायेगा कौन? अधिक फैट शरीर में मोटापा बनकर जमा होते रहेंगे और हमारे भीतरी अंगों पर भी बोझ बढ़ता जायेगा, जिससे धीरे-धीरे उन में खराबी आनी शुरू हो जायेगी। इस सबसे बचने का उपाय है- अपने खान-पान पर नियन्त्रण और मौका मिलने पर शारीरिक श्रम। एक सोच भी सबकुछ बदल सकती है। यदि हम दृढ़ निश्चिय कर लें कि हम मोटापे का शिकार नहीं होंगे तो हम हमेशा अपने खान-पान और जीवनशैली पर ध्यान रखेंगे तथा इस महामारी से अपने-आपको बचा सकेंगे।

खिलाड़ियों में मोटापा

अकसर यह देखा गया है कि दुबले-पतले एवं फुर्तीले शरीर वाले खिलाड़ी जब खेलों से संन्यास ले लेते है, तो उनका शरीर मोटा होने लगता है। कुछ ही वर्षों

में वे अच्छा-खासा वज़न बढ़ा लेते हैं। इसका मुख्य कारण यह है कि खेलों में उनकी सक्रियता कम होने से शारीरिक श्रम में खासी कमी आ जाती है जिससे शरीर में चरबी और कैलोरी कम मात्रा में जल पाती है। इनकी प्रसिद्धी, शौर्य और उच्च कोटी के सम्बन्धों के कारण ये बिलासिता पूर्ण जीवन बिताने लगते हैं। बैठे-बैठे खाने-पीने के सिवाय कोई काम नहीं रह जाता, जिसके कारण मोटापा बढ़ता चला जाता है। ऐसा ही कुछ मशहूर नर्तकों के साथ भी होता है। जब तक वह काम में सक्रिय रहते हैं ठीक रहते हैं और जब छोड़ कर खाने-पीने में लग जाते है तो अपने शरीर को बेडोल या मोटा बना लेते हैं।

माँसपेशियों का वज़न और मोटापा

कुश्ती करने वाले पहलवानों या फिर भारोत्तोलन, बाक्सिंग आदि करने वाले खिलाड़ी अपने शरीर के लिए अत्यधिक श्रम करते हैं। कई-कई घण्टों जिम में कसरत करते हैं, जिससे उनकी माँसपेशियाँ मजबूत होती है और हड्डियों का वज़न भी बढ़ता है। इसकी वजह से उनका वज़न बढ़ता है, जो कि मोटापा नहीं कहलाता, क्योंकि बढ़ा हुआ वज़न मांस के कारण या बढ़ी हुई चरबी के कारण नहीं होता। माँसपेशियों का यह वज़न शरीर के अन्य अंगों पर कोई कुप्रभाव नहीं डालता। ऐसे खिलाड़ियों के रोजाने खाने में कम से कम दो लीटर दूध, काफी सारा मक्खन होता है और वह पाँच-सात अण्डे, मांस और अन्य कार्बोहाइड्रेट तथा प्रोटीन से भरपूर भोजन भी खाते हैं। लेकिन अगर कल को वे अपने खेल में सक्रिय न रहे तो उनका शरीर डट के खाने को सहन नहीं कर पायेगा। नतीजे के तौर पर मोटापा सामने आयेगा।

संगीतज्ञों का मोटापा

गायक जो लम्बे समय तक गाते हैं तथा गाने का अभ्यास करते हैं तथा संगीतकार जो की बिगुल-शहनाई आदि बजाते हैं, उनका शरीर अकसर मोटापे का शिकार हो जाता है। इसका मुख्य कारण है स्वर-तन्तुओं का अत्यधिक प्रयोग। स्वर-तन्तुओं का लगातार व्यायाम होता रहता है। इसके कारण वहाँ स्थित थायराइड ग्लैण्ड्स का भी लगातार व्यायाम होता है जिससे हार्मोंस का उत्सर्जन होता है जो कि मोटापे का कारण बनता है। लगातार चलने वाली यह प्रक्रिया धीरे-धीरे इन संगीतकारों तथा गीतकारों को मोटापे की तरफ ले जाती है। अपनी पेशे के उच्चतम स्तर पर पहुँचकर ये लोग मशहूर हो जाते हैं और काफी व्यस्त रहते हैं। व्यस्त रहने के कारण तनाव भी होता है जिसे कम करने के लिए कुछ लोग शराब आदि का भी सहारा लेते है। अतः मदिरा पान उनके मोटापे का दूसरा बड़ा कारण होता है।

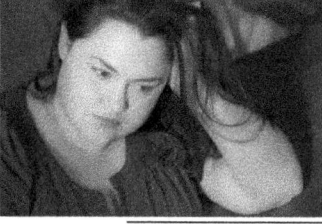

महिलाओं में मोटापा

महिलाओं में मोटापे की भी बहुत सारी वजहें हैं, जिन पर यदि हम गौर करें कुछ हद तक नियन्त्रण पाया जा सकता है। मोटापा अच्छी-भली सुन्दर औरतों को भी बेडौल एवं बदसूरत बना देता है। पहले यदि किसी औरत का पेट निकलता था, तो समझने वाले समझ जाते थे कि भीतर कुछ है। लेकिन आज स्थिति ऐसी हो गयी है कि स्कूल और कॉलेज जाने वाली लड़कियाँ भी अपने गलत खान-पान की वजह से पेट निकालकर घूमती हैं। हम लोगों द्वारा पश्चिमी सभ्यता का अन्धानुकरण किया जा रहा है। मेरे कहने का अर्थ यह नहीं कि हमें पश्चिम से अच्छी बातें नहीं सीखते हैं। लेकिन अगर हम पश्चिमी सभ्यता से शराब पीना, नंगे रहना, व्यभिचारी बनना, पीजा बर्गर खाना सीखते हैं, तो हम अपने माँ-बाप, समाज और स्वयं को बेवकूफ बना रहे हैं। पश्चिमी देशों में ऐसा खान-पान और खुल्लम-खुल्ला, माहौल आज उनके लिए आत्महत्याओं का सबसे बड़ा कारण बन रहा है। स्कूल-कॉलेज जाने वाले लड़के-लड़कियाँ ड्रग्स ले रहे हैं, सपनों की दुनिया में घूम रहे हैं। जब तक यह लोग 25-30 साल के होते हैं तो लगभग सारे सुखों का अनुभव कर चुके होते हैं, जीने के लिए कुछ शेष नहीं रह जाता या फिर हकीकत अच्छी नहीं लगती, तो आत्महत्या की ओर निकल पड़ते हैं।

जवान औरतों में मोटापा

कुछ लड़कियाँ जो शादी से पहले पतली हुआ करती थीं, ससुराल जाते ही मोटी होने लगती हैं। जिसका मुख्य कारण है- खाने-पीने की आदतों में बदलाव। शायद ज्यादा आजाद एवं चिन्तामुक्त जिन्दगी भी इसका एक कारण है। इसे उसके स्वयं तथा पति के द्वारा एक अच्छा चिह्न माना जाता है। वक्त के साथ वे गर्भवती होती हैं और फिर खान-पान पर ज्यादा जोर देने लगती है। घर की एवं पड़ोस की महिलाएँ एवं सहेलियाँ भी उसे सलाह देने लगती हैं कि अब तुम्हे ज्यादा काम नहीं करना है, खाना दुगुना कर देना है, जो कि एक बेकार, बेतुकी और बेहूदा सोच है। लोगों में यह सोच होती है कि एक और जीव उसके भीतर पल रहा है तथा उसे आराम करना चाहिए और अपनी शारीरिक शक्ति को बच्चे की पैदाइश

के समय के लिए बचा के रखना चाहिए। जबकि हकीकत में उसे सामान्य खाना चाहिए और हलकी-फुलकी कसरत भी अन्त तक करते रहना चाहिए ताकि वे सामान्य रूप से बच्चे को जन्म दे सकें। जब प्रकृति का कोई भी अन्य प्राणी इस तरह से आराम या खाने में बदलाव नहीं करता, तो फिर मनुष्य क्यों? हर जीव-जन्तु मेहनत करता है। चलता-फिरता, उठता-भागता खाना ढूँढ़ता है और बैठे-बैठे पीजा, बर्गर, चाट, पकोड़ी नहीं खाता। शायद इसलिए न तो इन जीव-जन्तुओं की डिलिवरी के समय मृत्यु होती है और न ही सीजरिंग की जरूरत पड़ती है। हमें कम से कम प्रकृति से तो कुछ सीखना चाहिए।

बच्चा पैदा होने के बाद का मोटापा

साधारणतः बच्चा पैदा होने के बाद औरत का वज़न सामान्य हो जाता है, लेकिन अधिकतर ऐसा देखा जाता है कि औरतों का वज़न बढ़ता जाता है और फिर वे मोटापे का शिकार हो जाती हैं और फिर बाकी जिन्दगी मोटापे के साथ बिताती हैं। बच्चा होने के बाद मोटापा आने के मुख्यतः दो कारण होते हैं। अधिकतर लोग सामान्य डिलीवरी की अपेक्षा सीजेरियन को ज्यादा सुरक्षित मानते हैं और सीजेरियन आपरेशन या तो थोप दिया जाता है, या अपनी मरजी से स्वीकार किया जाता है। ऐसा करने से औरत बच्चा पैदा करने के बाद एक बीमार व्यक्ति की तरह बिस्तर पर पड़ी रहती है जिससे उसके शरीर की कई सामान्य क्रियाएँ बाधित होती हैं। बच्चेदानी भी जिस ढंग से सिकुड़नी चाहिए नहीं सिकुड़ पाती है। जिससे पेट का फैलाव और अन्य विकृतियों की शुरुआत हो जाती है। ऐसे समय में औरतों को अत्यधिक पोषक तत्त्व दिये जाते हैं, जो कि ठीक से हजम नहीं हो पाते तथा मोटापे के रूप में शरीर के अन्य भागों तथा पेट को बढ़ाने लगते हैं।

कुछ अन्य औरते सामान्य शिशु-जन्म के बाद मोटी होती जाती हैं। ऐसा इसलिए होता है, क्योंकि उन्हें भरपूर पोषक तत्त्व न देकर अधिक बसा युक्त भोजन दिया जाता है। ऐसा इसलिए किया जाता है, क्योंकि लोगों के मन में एक गलत धरणा होती है की बच्चा पैदा करने से उसके शरीर में काफी कमजोरी आ गयी है तथा अगर उसे ज्यादा घी आदि नहीं खिलाया जायेगा, तो वह कमजोर रह जायेगी। परिणाम-स्वरूप उसका वज़न बढ़ने लगता है और वह अच्छा-खासा मोटापा प्राप्त कर लेती है। औरत को जरूरत से ज्यादा आराम दिया जाता है जिसके कारण वह शिशु-जन्म के उपरान्त अपने शरीर की ज्यादा हलचल नहीं करती। यह सोच औरत के शरीर में मोटापे के साथ-साथ और भी कई बीमारियों को जन्म देती है। इस तरह से शिशु-जन्म के उपरान्त भी उसे अपने शरीर को सक्रिय बनाये रखना चाहिए तभी उसका शरीर पहले जैसे स्थिति पा सकता है।

औरतों की तरह-तरह की खाने की दवाइयाँ भी ऐसी होती है, जो उनके हार्मोंस में बदलाव ला देती हैं। यह हार्मोंस का बदलाव भी औरतों में मोटापे का एक मुख्य कारण होता है। अत: उन्हें कोई भी दवाई खाने से पहले अपने डाक्टर से ठीक तरह से सलाह-मशविरा जरूर कर लेना चाहिए।

मेनोपास में मोटापा

कुछ औरतों में मेनोपास के कारण भी वज़न बढ़ने लगता है। ऐसा इसलिए होता है, क्योंकि औरत के शरीर में उस वक्त हार्मोंस का बदलाव होता है। इस हार्मोंस गड़बड़ी के कारण अकसर औरतें मोटी हो जाती हैं, चाहे वे इससे पहले पतली या सामान्य ही क्यों न रही हों। यह औरत के शरीर में होने वाली एक प्राकृतिक घटना है। कुछ औरतें अपनी मासिक गड़बड़ी को ठीक करने के लिए भी अपने डाक्टर से हार्मोंस लेती है, जिससे वज़न बढ़ना स्वाभाविक है और इस तरह से आये हुए मोटापे को कम करना इतना आसान नहीं होता, जितना की दूसरी तरह के मोटापे को।

शरीर की स्थूलता पर विचारों का प्रभाव

कुछ एक औरतें ऐसी भी होती हैं, जो कि मनोवैज्ञानिक तौर पर अपने वज़न को बढ़ावा देती हैं। वे अपने विचारों, अपनी कुण्ठाओं एवं अपनी खुशियों को किसी के साथ बाँटती नहीं हैं या फिर कोई उन्हें सुनना ही नहीं चाहता हैं, चाहे वे घर पर हों या फिर घर के बाहर। वे परेशान रहने लगती हैं। उनका व्यवहार हर किसी के साथ एक अलग तरह का हो जाता है। कई तरह के बदलाव और नकारात्मक विचार उनके दिमाग में हमेशा चलते रहते हैं। वे अपने आपको अकेला, असहाय और परित्यक्ता समझने लगती हैं। किसी भी चीज में उनका मन या रुचि नहीं होती। ऐसी स्थिति में अगर उस औरत को ठीक ढंग या मनोवैज्ञानिक तरीके से न समझाया जाये, तो वो अनचाहे मोटापे की तरह अग्रसर होती चली जाती हैं।

अनचाही घबराहटों को दूर करने के लिए ऐसी औरत कुछ न कुछ खाती रहती हैं। उन्हें लगता है कि खाने से उनके विचार बदल जायेंगे या समय अच्छा निकल जायेगा। किन्तु हकीकत में यह एक झूठा एहसास होता है और उन औरतों का वज़न बढ़ता चला जाता है। जिससे ये एक अन्य बीमारी यानी मोटापे का शिकार हो जाती हैं। ऐसा होने से स्थिति बद से बदतर हो जाती है।

मोटापा और हार्मोंस का प्रभाव

हमारे शरीर में स्थित ऐण्डोक्राइन ग्लैण्ड्स वे आर्गन हैं, जो कि कई तरह के स्राव हमारे खून में छोड़ते है। इन स्रावों के कम या अधिकता होने की वजह से भी शरीर में कई तरह के बदलाव आते हैं। इन बदलाव से कई तरह की

विकृतियाँ उत्पन्न हो सकती हैं। मोटापा उनमें से एक है। हमारे ग्लैण्ड्स कई तरह के अम्लीय तरल पैदा करते हैं, जिन्हें हार्मोंस कहा जाता है। अत: हार्मोंस हमारे शरीर में बह रहे अम्लीय तरल होते है, जो दूर स्थित आर्गंस को प्रभावित कर सकते हैं। वे ग्लैण्ड जो कुछ अलग तरह से कार्य करते हैं, उनका जिक्र करना इस अध्याय में इसलिए अनिवार्य है, क्योंकि वे शरीर में मोटापे के लिए भी जिम्मेदार होते है। इन ग्लैण्ड्स के नाम हैं- पिट्यूटरी, थायराइड, एड्रीनल, पैनक्रियाज एवं गोनाड।

हार्मोंस ऐसे तत्त्व होते है, जो हमारे शरीर के भीतर क्रिया करके हमारे व्यवहार और शरीर के अंगों की कार्यप्रणाली पर मनोवैज्ञानिक प्रभाव डालते हैं। अत: हमारे शरीर की असाधारण स्थिति के लिए इन हार्मोंस की अधिकता अथवा न्यूनता जिम्मेदार होती है।

हम ज्यादा क्यों खाते हैं?

हमारे शरीर में अलग-अलग कार्यों के लिए अलग -अलग ग्लैण्ड्स होते हैं। इन ग्लैण्ड्स में भी पिट्यूटरी ग्लैण्ड ऐसा है जिसे 'मास्टर ग्लैण्ड' माना जाता है, क्योंकि यह बाकी सब ग्लैण्ड्स पर नियन्त्रण रखता है। यह हमारे मस्तिष्क में उपलब्ध हाइपोथैलामस से जुड़ा होता है। यह अन्य ग्लैण्ड्स की कार्यप्रणाली पर नजर रखता और सही मात्रा में हार्मोंस के उत्पादन को ध्यान में रखता है।

हाइपोथैलामस हमारे दिमाग में असंख्य न्यूरोंस के समूह होते है, जो कि हमारी भूख नियन्त्रण का केन्द्र होते हैं। इनमें हलकी-सी हलचल से हमें भूख का एहसास हो जाता है। अगर इस हाइपोथैलामस केन्द्र में किसी तरह की त्रुटि हुई, तो यह भूख का गलत सन्देश भेजेगा। जिसके कारण हम अधिक खाना खायेंगे तथा मोटापे के शिकार होंगे।

पिट्यूटरी ग्लैण्ड्स के द्वारा यदि कम मात्रा में हार्मोंस का उत्सर्जन हो रहा है, तब भी हमारे शरीर में मोटापा आ सकता है। इसके कारण व्यक्ति में मोटापा तो आता ही है, बच्चों की ऊँचाई बढ़ना अचानक रुक जाती है। ऐसा होने से लड़कियाँ छोटी यानी ठिगनी रह जाती हैं। इसके साथ-साथ उनका मासिक-धर्म भी काफी लम्बे समय तक रुका रह सकता है या फिर गड़बड़ा सकता है। इसके विपरीत यदि हार्मोंस का उत्सर्जन अधिक हो जाये, तो व्यक्ति का कद जरूरत से ज्यादा बढ़ जाता है। इस समस्या को 'जाइगैन्टिज्म' कहते हैं।

दूसरा ग्लैण्ड जो मोटापे के लिए जिम्मेदार होता है, वह है, थायराइड ग्लैण्ड। यह ग्लैण्ड हमारे गले में स्थित होता है। इस ग्लैण्ड के द्वारा उत्सर्जित हार्मोंस

में यदि कमी आती है, तो शरीर में cells (कोशाओं) का विभाजन शुरू हो जाता है। इस तरह से cells (कोशाओं) की संख्या में बढ़ोतरी मोटापे को जन्म देती है।

तीसरा ग्लैण्ड जो मोटापे का कारण बनता है वह है-एड्रिनल ग्लैण्ड। ये दो होते हैं और दोनों हमारे गुरदों के ठीक ऊपर पेट में स्थित होते हैं। इन ग्लैण्ड्स के द्वारा उत्सर्जित हार्मोन हमारी भावनाओं जैसे-गुस्सा, डर आदि को नियन्त्रित करते हैं। जरूरत से ज्यादा हार्मोंस का उत्सर्जन एक विकृति को जन्म देता है। जिसका नाम है, 'GUSHING' SYNDROME ग्लैण्ड में किसी तरह की गाँठ आदि उत्पन्न होने पर भी gushing syndrome हो सकता है। इससे शिकार व्यक्ति और भी कई तरह की बीमारियों जैसे-हाइपरटेंशन तथा मधुमेह रोग आदि से ग्रसित हो सकता है।

कुछ एक बार ओवरीज से उत्सर्जित सेक्स हार्मोंस की मात्रा यदि मेनोपास के दौरान कम रहती है तो भी यह मोटापे का कारण हो सकती है।

भोजन की लत और मोटापा

लत (बुरी आदतें) कई प्रकार की हो सकती हैं। हममें से हर कोई चाहे अनचाहे किसी न किसी आदत का शिकार है। साधारणतया तम्बाकू, शराब, ड्रग्स जैसे कि अफीम, कोकीन, हेरोइन, ब्राउन शुगर आदि ऐसे चीजें होती हैं, जिनकी बुरी लत इनसान को लग जाती है। लेकिन हममें से अधिकांश इस बात से वाकिफ नहीं होंगे कि खाना खाने की भी एक लत होती है, जो कई लोग को अनायास ही लग जाती है। भिन्न-भिन्न तरह के लोगों को भिन्न-भिन्न प्रकार के खानों की लत हो सकती है। किसी भी तरह के खाने की लत पड़ना हालाँकि हानिकारक नहीं है, लेकिन केवल तब तक जब तक, कि वह मर्यादित रहे। अन्यथा यह भी शरीर के लिए नुकसानदेह हो सकती है।

ज्यादा खाने की लत लगना भी नुकसानदेह है, क्योंकि इसके कारण मोटापा आता है। ज्यादा खाने की आदत अचानक ही शुरू हो जाती है। यह अकसर युवा अवस्था में शुरू होती है और उसी वक्त इसे नियन्त्रित भी किया जा सकता है। लेकिन वक्त निकलने पर व्यक्ति इसका आदी हो जाता है। अतः इसे छोड़ पाना असम्भव-सा हो जाता है। अकसर लोग किसी एक चीज को बहुत ज्यादा पसन्द करते है और उसे जरूरत से बहुत ज्यादा खा लेते है। यदि वह चीज उपलब्ध नहीं है, तो लोग उससे मिलती-जुलती चीज को तब तक खाते रहते हैं, जब तक कि उन्हें असुविधा न महसूस होने लगे। थोड़ा मजा मिलने पर व्यक्ति को सन्तुष्टि नहीं होती, जब तक कि वह थोड़ी देर बाद उठकर, दोबारा न खा ले। वह आराम से न तो बैठ सकता है और न ही सो सकता है।

ज्यादा खाने कि इस लत का मुख्य कारण है- एण्डोक्राइन ग्लैण्ड्स का अनियमित कार्य करना। घर में जरूरत से ज्यादा उस चीज का भण्डारण भी इस आदत को बढ़ावा देता है, तथा इस पर नियन्त्रण पाना असम्भव हो जाता है।

कुछ लोग अपनी सिगरेट, शराब आदि की लत के कारण भी मोटे हो जाते हैं। कुछ लोग जब इन आदतों को छोड़ने का प्रयास करते हैं, तो वे कोई अन्य आदत को पकड़ लेते हैं। जैसे चाकलेट खाना, या फिर किसी दूसरी तरह की मिठाई खाना।

कुछ दवाइयों में भी मरकरी एवं आर्सेनिक होता है। इन्हें कई तरह की बीमारियों के लिए दिया जाता है। लेकिन इन्हें दवाइयों को यदि लगातार लेना शुरू कर दिया जाये, तो मोटापे के साथ-साथ और भी कई बीमारियाँ पैदा हो जाती है। अतः कोशिश यह करनी चाहिए कि हम ऐसी गन्दी आदत के चंगुल में आयें ही नहीं।

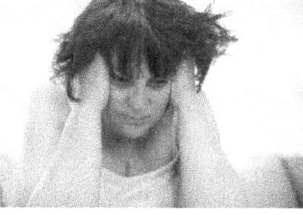

मोटापे के कारण
शरीर में बीमारियाँ और कमजोरियाँ

अत्यन्त खेद की बात है कि आज अपनी जीवन शैली में बदलाव के कारण हमने 'मोटापा' नामक विकृति तथा एक घातक रोग को अपने जीवन में जगह दे दी है। इस भयानक रोग ने आज बूढ़ा-जवान, बच्चा, मर्द, औरत गरीब-अमीर सबको अपने चपेट में ले रखा है। लेकिन यह भी देखने की बात है कि शहरों की अपेक्षा गाँवों में यह बीमारी बहुत कम है। इसके कई कारण हैं और उन सबसे मुख्य कारण है शारीरिक श्रम। गाँवों का व्यक्ति जितना खाता है, उतना अपने शारीरिक श्रम से पचा भी जाता है जिसके कारण उसके शरीर में चरबी जमा नहीं हो पाती तथा वह दुबला पतला या फिर यूँ कहें कि स्वस्थ रहता है।

मैंने यह पुस्तक विशेष रूप से आपके लिए इन सब हालातों को मन में रख कर लिखी है। इसलिए हम आज शहर वालों को, एक्जीक्यूटिव, विशेष एवं अतिविशेष व्यक्तियों से यह उम्मीद तो नहीं कर सकते कि वो गाँवों में जाकर श्रम करें। प्रबन्धन की एक बहुत अच्छी परिभाषा है कि "Management is to manage with minimum available resources" बहुत शीघ्र अर्थात् अगले अध्यायों में आपको वह बेहतरीन तरीके बताने जा रहा हूँ, जो हर क्षेत्र के व्यक्ति को ध्यान में रख कर बनाये एवं बताये गये हैं। लेकिन उससे पहले मैं चाहता हूँ कि मोटापे से सम्बन्धित हर बात मैं आपको बारीकी से समझाने की कोशिश करूँ।

आइये, पहले जानें कि मोटापा होने से शरीर में किस तरह की बीमारियाँ तथा विकृतियाँ आ सकती हैं।

मधुमेह

मोटे व्यक्तियों में मधुमेह नामक बीमारी के होने की सम्भावनाएँ काफी अधिक हो जाती हैं। युवा अवस्था से ही यह बीमारी आज व्यक्तियों को घेरने लगी है। हालाँकि कुछ एक लोगों में यह वंशानुगत भी हो सकती है, लेकिन हम गलत

खान-पान, तनाव तथा शारीरिक श्रम के अभाव के कारण अनायास ही अर्जित कर लेते हैं। इसे कुछ लोगों की नकारात्मक सोच भी उनके शरीर में मोटापे तथा इस बीमारी को जन्म देती है। आप यह सोच रहे होंगे कि मोटापा होने से शुगर यानी मधुमेह का क्या सम्बन्ध है? चरबी/fat को अपने पेट के ऊपर और आस-पास बढ़ा लेते हैं, तो हमारे शरीर के भीतर लगातार कार्य कर रही छोटी-छोटी मशीने (पैंक्रियाज, किडनी, लीवर, हृदय, पाचन-तन्त्र आदि) की कार्य क्षमता एवं प्रणाली में बाधा पहुँचती है और धीरे-धीरे यह छोटी-छोटी मशीनें या तो काम करना कम कर देती हैं या फिर बन्द कर देती हैं। शरीर में मधुमेह होने का कारण है पैंक्रियाज की कार्य क्षमता में बाधा उत्पन्न होना। जब मनुष्य शरीर में पैंक्रियाज ठीक से काम नहीं करता, तो शरीर में इंसुलिन नामक पदार्थ का अभाव हो जाता है, तथा इस भयानक रोग का जन्म होता है। प्यारे और आदरणीय दोस्तों मैं आपको बताना चाहूँगा कि मधुमेह का एलोपैथी में कोई इलाज नहीं है। ध्यान से पढ़ना मेरी बातों को control (नियन्त्रण) है, पर cure (निदान) नहीं हैं। लेकिन मेरे मार्गदर्शन से कई लोगो ने न केवल अपना वज़न कम किया है बल्कि अपने Pancrease (पैंक्रियाज) को भी पुनः सक्रिय कर मधुमेह को नियन्त्रित करने का असम्भव कार्य किया है।

मधुमेह रोगियों का गलत खान-पान

साधरणतया एक मधुमेह का रोगी भूख महसूस करता है और बार-बार खाना खाता है। यह जरूरी भी है कि वह ज्यादा समय तक भूखा न रहे। अतः वह थोड़ी-थोड़ी देर बाद खाना खाता रहे, ऐसा इसलिए क्योंकि उसके परिवारिक चिकित्सक ने उसे ऐसा करने के लिए कहा है। आपके पूछने पर ऐसे व्यक्ति आपको बतायेंगे कि उनके चिकित्सक नें उन्हें बिलकुल सही सलाह दी है, क्योंकि वह यदि बार-बार खाना नहीं खाते हैं, तो उन्हें चक्कर आने लगता है और बेहोशी-सी छाने लगती है। लेकिन हकीकत यह है कि डाक्टर ने उन्हें सही बताया है, लेकिन उन्होंने समझने में गलती कर दी है। जहाँ तक बार-बार खाने की बात है, डाक्टर ऐसा कभी नहीं कहता कि आप कुछ भी खा जाओ, तथा हमेशा गले तक भर के खा जाओ। अधिकांशतः लोग ऐसे समय में, पेट भरने की सोचते है और वह भी फास्ट-फूड जैसी चीजों से। इन चीजों में पोषकता की कमी होती है जबकी कैलोरी की मात्रा इनमें काफी अधिक होती है। इस तरह से धीरे-धीरे उनके कमर के चारों तरफ चरबी जमा होना शुरू हो जाती है तथा वह मोटापे का शिकार हो जाते हैं। ये मोटापा खुद ही एक बीमारी है। अतः एक बीमारी के कारण दूसरी बीमारी भी शरीर में दाखिल हो जाती है।

निश्चित तौर पर ऐसे व्यक्तियों को उचित मार्गदर्शन की जरूरत होती है।

अपनी ना- समझी के कारण अपनी सेहत के साथ खिलवाड़ न करें, इसके लिए जरूरत है, यह जानकारी प्राप्त करने की, कि कब और क्या खाया जाये? और मैं यकीन के साथ कह सकता हूँ कि यदि इच्छा हो, तो यह सब सीखना बिलकुल मुश्किल नहीं है।

हृदय आघात या हार्ट अटैक

मोटापा कई रोगों का जन्मदाता है और उनमें से एक है- हृदय आघात यानी हार्ट-अटैक और वह भी युवावस्था में ही। यह एक चिन्ता का विषय है कि तीस वर्ष तक की आयु के ही लोग हार्ट अटैक एवं इससे होने वाली मौत का भी शिकार हो रहे हैं। इससे भी बड़े खेद का विषय यह है कि यह सबके पीछे कहीं न कहीं बढ़ा हुआ मोटापा एक मुख्य कारण है। ज्यादा खाने, कम श्रम करने की जीवनशैली के चलते मोटापा बढ़ रहा है। छाती के चारों तरह जब अधिक फैट/ चर्बी/मांस जमा हो जाता है तो फेफड़ों को फैलने में दिक्कत होती है। इससे हृदय पर भी अतिरिक्त बोझ पड़ता है तथा साँस लेना भी मुश्किल होने लगता है। इससे हृदय की धमनियों में भी कोलेस्ट्रोल जमा हो जाता। कोलेस्ट्रोल जमा होने के कारण हृदय को तथा द्वारा विभिन्न शारीरिक अंगो के लिए रक्त प्रवाह बाधित होता है।

गठिया

मनुष्य का शरीर प्रकृति की सर्वश्रेठ कृति है। यह चुस्त तन्दुरुस्त और रोग मुक्त रहने के लिए बना है। किन्तु हम इस पर मोटापे की परतें चढ़ाते चले जाते हैं, जिसके कारण इसकी चुस्ती भी चली जाती है और तन्दुरुस्ती भी। परिणामस्वरूप ये रोगों का घर बन जाता है। शरीर में कैल्शियम के उत्पादन और हड्डियों में उसके क्षय को रोकने के लिए हमें थोड़ी बहुत कसरत अवश्य करते रहना चाहिर। अगर हम बिलकुल कसरत बन्द कर देंगे, तो हड्डियों में तथा उनके चारों तरफ कैल्शियम की कमी हो जायेगी। शरीर में वज़न मोटापे की वजह से बढ़ जायेगा और जब इन कमजोर हड्डियों पर अतिरिक्त बोझ पड़ेगा तो इनमें सूजन आने लगेगी तथा जोड़ भी सख्त हो जायेंगे। यह बढ़ी हुई हड्डियों तथा जोड़ों का दर्द तथा चलने में होने वाली तकलीफ के कारण अच्छा भला व्यक्ति रोगी बनकर हताश होकर बिस्तर पर पड़ जाता है। उसे अपने दैनिक कार्य करने में बेहद तकलीक का सामना करना पड़ता है। यह नुकसान धीरे-धीरे और लगातार होता रहता है तथा फिर हमारे जोड़ों का क्षय भी शुरू हो जाता है।

स्ट्रोक

साधारणतया एक मोटा व्यक्ति लगभग 40 वर्ष की उम्र जब पार कर लेता है, या उसके आस-पास होता है, तो उसे स्ट्रोक की भी सम्भावनाएँ बढ़ जाती हैं। जब व्यक्ति गिरता है, तो मस्तिष्क को रक्त का प्रवाह भी बाधित होता है। इससे

मस्तिष्क को रक्त ले जाने वाली नलियों में भी नुकसान होता है। इसके कारण इन नलियों में छिद्र हो सकते है तथा रक्त-प्रवाह वेग के साथ इन नलियों से निकल भी सकता है। इसी रक्त के रिसाव के कारण brain haemorrhage अकसर हो जाता है। नर्स (Nerves) की कार्य प्रणाली भी ऐसा होने से बाधित हो जाती है। ह्रदय लगातार रक्त भेजता रहता है, लेकिन नलिकाओं में आगे रक्त प्रवाह नहीं हो पाता इसके कारण नलिकाओं में रक्त का दाब बढ़ता जाता है। इससे brain haemorrhage होता है। हाँ इससे हार्ट अटैक भी हो सकता है। केवल मोटापे को नियन्त्रित कर लिया जाये, तो इस तरह की कोई भी सम्भावना नहीं रह जाती।

हड्डियों का टूटना

मोटे व्यक्ति के लिए शरीर को सम्भालना मुश्किल होता है। और जब कभी जल्द-बाजी या फिर फिसलने आदि से ऐसे लोग गिरते हैं तो अत्यधिक वज़न का दबाव हड्डियों पर पड़ने के कारण उन्हें टूटने की सम्भावनाएँ काफी अधिक हो जाती हैं। जबकी एक दुबला-पतला व्यक्ति कम वज़न के साथ अपने शरीर को बेहतर तरीके से सम्भाल लेता है और अगर गिरता भी है तो भी वज़न कम होने की वजह से उसकी हड्डियों का ज्यादा क्षति नहीं पहुँचती।

पाइल्स

पाइल्स यानी बवासीर एक ऐसा कष्टकारी रोग है, जो अधिकांश मोटे लोगों को होता है। बवासीर के लिए यह उपयुक्त वातावरण तैयार करता है- कब्ज। लगभग हर मोटा व्यक्ति कब्ज का शिकार होता है। मैं आपको यहाँ एक और हकीकत बता दूँ कि पश्चिमी शैली की टायलेट सीट का इस्तेमाल करने से कब्ज रोग को और बढ़ावा मिलता है। इसका मुख्य कारण है कि न तो हमारे पेट पर मल को बाहर निकालने के लिए घुटने को दबाव पड़ता है और न ही पैरों के पीछे के एक्यूप्रेशर बिन्दु दब पाते हैं। कष्टदायक बात तो यह है कि हम लोग चाय भारतीय शैली की पीते है, खाना, पीना, रहना, सहना, मसालों का इस्तेमाल आदि सब भारतीय शैली से करते हैं, तो फिर मलत्याग के लिए विदेशी शैली का इस्तेमाल क्यों। मैं यहाँ किसी भी शैली के खिलाफ नहीं हूँ लेकिन मेरे कहने का मकसद यह है कि आप अपने शरीर के साथ न्याय कीजिए ओर किसी भी एक शैली का पूर्ण रूप से अपनाइए तभी आपका भला होगा।

ऑस्टिओपरोसिस (Osteoporosis)

मोटापे के कारण आने वाला एक और रोग है, जिसका नाम है ओसटिओपोरोसीस। यह रोग मुख्यतः मोटी महिलाओं में होता है। इसके बारे में विशेष जानकारी ही व्यक्ति को बचा सकती है कि यह कितनी घातक हो सकती है, कैसे बचा जा सकता है और हो जाये, तो फिर किस तरह की सावधनियाँ बरतनी चाहिए।

हममें से अधिकांश लोग यह सोचते-समझते है कि हमारी हड्डियाँ पत्थरों की तरह सख्त और मजबूत होती है। मजबूत तो होती हैं, लेकिन यह भीतर से खोखली होती हैं। इनके इसी बीच के खोखले भाग में मिनरल जिसमें कैल्शियम, फास्फेट और प्रोटीन से भरे हुए रेशेदार ऊतक होते हैं, वे लगातार बदलते रहते हैं। हड्डियों के भीतर टूटने और बनने की प्रक्रिया निरन्तर चलती रहती है। इस कार्य विधि को हम Remodelling कहते हैं। यह प्रक्रिया मजबूत हड्डियों को सम्भालने में महत्त्वपूर्ण भूमिका अदा करती है। जब हमारी उम्र 35 से 40 वर्ष के बीच होती है, तो हमारी हड्डियों का सूक्ष्म क्षय होता है। जिसे हम 4 % प्रतिवर्ष की दर से माप सकते हैं या अनुमान लगा, सकते हैं। यह बात विशेष रूप से मैं औरतों के बारे में कर रहा हूँ। हालाँकि क्षय के साथ-साथ Remodelling प्रक्रिया से काफी अधिक पुन: ठीक भी होता रहता है। यह क्षय मेनोपाज की स्थिति आने तक लगातार चलता रहता है। हड्डियों के पुन: निर्माण की प्रक्रिया के लिए कैल्शियम तथा अन्य पोषक तत्त्वों की जरूरत पड़ती है, जो कि हड्डियों के खोखले भागों में मौजूद रहते हैं। लेकिन शरीर के अन्य भागों तथा अंगों को भी कैल्शियम की आवश्यकता होती है। अत: शरीर की अन्य क्रियाओं के लिए कैल्शियम हड्डियों से ले लिया जाता है। जिसके कारण हड्डियों में कैल्शियम की कमी आ जाती है। जिसके कारण हड्डियाँ सरंध्र (Porous छिद्रयुक्त) तथा (spongy स्पंजी) हो जाती हैं। हड्डियों के इस तरह कमजोर होने की इस प्रक्रिया को ही ऑस्टिओपरोसिस कहते हैं।

मेनोपाज के दौरान ओएस्ट्रोजन नामक हार्मोन की मात्रा में एकदम कमी आती है। इसी कारण काफी कैल्शियम का इस्तेमाल शरीर द्वारा कर लिया जाता है। इस दौरान कैल्शियम की गोलियाँ भी खायी जायें तो भी कोई खास अच्छे नतीजे सामने नहीं आते, क्योंकि शरीर उनका शोषण ही नहीं कर पाता। मोटापे तथा कसरत न करने की वजह से जोड़ों की स्थिति काफी खराब हो जाती हैं। शारीरिक श्रम कसरत एवं व्यायाम से हड्डियों की मोटाई तथा मजबूती बढ़ती है तथा शरीर में हड्डियों का क्षय कम हो जाता है। मोटापे में कमी, नियोजित व्यायाम/कसरत तथा कैल्शियम युक्त भोजन द्वारा हम इस समस्या पर काफी हद तक नियन्त्रण पा सकते हैं। किन-किन पदार्थों में प्राकृतिक तौर पर कैल्शियम होता है, इसका उल्लेख में आने वाले अध्यायों में तथा Diet Table (भोजन सारणी) में भी करूँगा।

कृपया याद रखें कि चाय, काफी, चिप्स, कोकीन युक्त दवाइयाँ हमारे शरीर से कैल्शियम तथा अन्य मिनरल का सफाया करते हैं। मोटे लोगों में यह चीजें तथा सॉफ्ट ड्रिंक्स काफी हानि पहुँचाते है। कसरत न करना भी इसके लिए उतना ही जिम्मेदार है।

सॉफ्ट ड्रिंक्स के बारे में एक दिलचस्प बात आपको बताना चाहूँगा। पहले तो जैसा कि मैं पहले भी बता चुका हुआ कि "सॉफ्ट ड्रिंक्स कभी सॉफ्ट नहीं होते" इस बात को जीवन भर के लिए गाँठ बाँधकर साथ रख लें। हड्डियों के ऊपर इसका प्रयोग देखना चाहो, तो जमीन में कई वर्षों तक पड़ा रहने वाला दाँत गलता नहीं है, किन्तु यदि उसी दाँत को नामी- गिरामी कम्पनियों के सॉफ्ट ड्रिंक्स में डालकर रख दिया जाये, तो कुछ ही दिनों में दाँत गलने लगता है और फिर आटे की तरह घुलने लगता है। ठीक ऐसा ही या इससे भयंकर खेल यह हमारे जीवित शरीर के भीतर भी खेलता है। नासमझी में कुछ हो जाये, तो अलग बात है लेकिन अब उम्मीद करता हूँ कि आप तथ्य की गहराई को समझेंगे तथा अपने अमूल्य शरीर के साथ लुभावने विज्ञापनों द्वारा मजाक नहीं होने दोगे।

खर्राटे लेने की आदत

मोटे व्यक्ति अकसर खर्राटे नामक बीमारी का शिकार होते हैं। ऐसा वे जानबूझ कर नहीं करते बल्कि मोटापे/अधिक चरबी के कारण यह विकृति आ जाती है। मोटे व्यक्तियों के साथ वाले कमरे में सोना दूसरे व्यक्तियों के लिए कष्टदायी अनुभव हो सकता है क्योंकि मोटा व्यक्ति स्वयं तो आराम की नींद सोता है। लेकिन अपने खर्राटों से आसपास के शान्त माहौल को खराब कर देता है तथा दूसरों को सोने भी नहीं देता। आप विश्वास नहीं करेंगे 'खर्राटे' व्यक्तियों के विवाह-सम्बन्धों के टूटने (Divorce) का भी कारण बन चुके हैं। यह समस्या मुख्यत: पुरुषों में होती है, जो कि अपनी उम्र के मध्य भाग में मोटे होने लगते हैं तथा उनके गले के आसपास काफी मांस/चरबी इकट्ठी हो जाती है। हालाँकि खर्राटों का कोई दूसरा कारण जैसे साँस की नली में रुकावट आदि भी हो सकता है लेकिन मोटापा एक मुख्य कारण है। उज्जायी प्राणायाम, जिसे करने की विधि मैं आगे बताऊँगा, के करने से मोटापा कम करने से इस रोग पर काबू पाया जा सकता है।

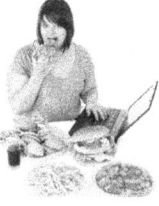

हमारा शरीर,
उपयोगी भोजन एवं डाइट नियोजन

"जैसे खाओगे अन्न, वैसे होगा आपका मन्न"

जी हाँ, मस्तिष्क हमारे शरीर का सी.पी.यू (कम्प्यूटर भाषा में कम्प्यूटर प्रॉसेसिंग यूनिट) है। यानी हमारे शरीर के सारे कार्य-कलाप, रोग प्रतिरोधित आवेग हर अंग की कार्यविधि का सन्देश मस्तिष्क से आता है। अत: जैसा हम अन्न खायेंगे, वैसा ही हमारा मन होगा और जैसा स्वस्थ हमारा मन होगा उतना ही स्वस्थ हमारा शरीर भी होगा।

किसी व्यक्ति ने लिखा है कि अपना खाना-खाने से पहले उसे ठीक से देखो और उसके बारे में जानो। यह जानना इतना महत्त्वपूर्ण नहीं है कि यह क्या है? बल्कि महत्त्वपूर्ण है यह जानना कि मेरी थाली में आने से पहले यह क्या था और कहाँ था?

हम जो खाना खाते है, उसी पर निर्भर करता है कि हम खुश रहने वाले हैं, नाराज रहने वाले हैं, हमारे पेट में या सिर में दर्द होने वाला है या हम चुस्त-तन्दुरुस्त रहने वाले हैं। ज्यादातर लोग मसालों आदि कि महक सूँघकर खाने को जरूरत से ज्यादा खा लेते हैं। उन्हें यह नहीं पता होता कि खाने का स्वादिष्ट होना हमारे शरीर के लिए इतना मायने नहीं रखता, जितना कि खाने का पौष्टिक होना। हमने दरअसल अपने शरीर का कचरे का ड्रम बना रखा है। कई बार खाना अच्छा भी होता है, हमारा पेट भी भर जाता है, फिर भी हम इसलिए खाते रहते हैं, क्योंकि अगर खायेंगे नहीं, तो बाहर फेंकना पड़ेगा। महँगे खाने को कोई बाहर फेंकना नहीं चाहता इसलिए भीतर ही फेंक लेते हैं। भले ही इससे शरीर को नुकसान ही क्यों न हो। मैं ऐसे लोगो को समझाना चाहता हूँ कि बाहर फेंकने से हो सकता है, आपके पैसों का नुकसान हो, किन्तु भीतर फेंकने से पैसे, सेहत, वक्त तथा और भी कई चीजों का नुकसान होगा। जब आप स्वस्थ ही नहीं हैं, तो बाकी का सारा संसार आपके लिए नीरस हैं।

हमारे शरीर के समुचित विकास तथा स्वस्थ रहने के लिए हमें जरूरत होती

है सन्तुलित एवं पोषक आहार की। एक ऐसे खाने की जिसमें विटामिन, मिनरल, कार्बोहाइड्रेड, फैट, प्रोटीन आदि प्रचुर मात्रा में उपलब्ध हों। इसके लिए जरूरत होगी यह ध्यान रखने की कि जो हम खाना/आहार ले रहे हैं उसमें निम्नलिखित बातें/चीजें शामिल हों।

1. प्रोटीन खाने में प्रोटीन सही मात्रा में उपलब्ध हो।

2. वसा युक्त चीजों का प्रयोग कम से कम हो।

3. प्राकृतिक रेशायुक्त कार्बोहाइड्रेड हमारे में हो।

इसके अतिरिक्त जरूरत होती है, शरीर में तरल पदार्थों की भी। हमारे शरीर को पानी की विशेष जरूरत होती है। पानी एक तो मिनरल से भरा होता है तथा हमारे शरीर से व्यर्थ पदार्थों को बाहर निकालने में मदद करता है। व्यर्थ पदार्थ यदि शरीर से समय-समय पर बाहर न निकलें, तो बहुत सारी बीमारियों का कारण बन जाते हैं। हमारे गुरदों में पथरी भी कई बार कम पानी पीने से हो जाती है तो यही अधिक पानी पीने से निकल भी जाती है। ऐसे करने से अधिकांश मूत्र रोगों से भी बचा जा सकता है।

मुख्य रूप से तीन ऐसे पोषक होते हैं, जो हमारे शरीर को ऊर्जा प्रदान करते हैं। यह तीन पोषक है-प्रोटीन, फैट और कार्बोहाइड्रेट्स। हमारे एवं वज़न बढ़ने के विषय में अधिक जानने के लिए जरूरत होगी कि हम इन तीनों पोषक तत्त्वों की भूमिका को समझें।

कार्बोहाइड्रेट

हमारे शरीर में ऊर्जा का मुख्य साधन कार्बोहाइड्रेट ही है। प्रत्येक ग्राम कार्बोहाइड्रेट हमारे शरीर को 4 कैलोरी ऊर्जा देता है। 'ब्रेड' कार्बोहाइड्रेट का एक मुख्य स्रोत है। यह हमारे जीवन में एक महत्त्वपूर्ण भूमिका अदा करता है। कोई भी ऐसा भोजन जो पेड़-पौधों से आता है उसमें कार्बोहाइड्रेट होता है। यही पेड़-पौधों से स्वयं के भोजन का साधन भी होता है। कार्बोहाइड्रेट तीन तत्त्वों से मिलकर बनते हैं-कार्बन, हाइड्रोजन तथा आक्सीजन। इन तीनों चीजों के सम्मिश्रण को ही कार्बोहाइड्रेट का नाम दिया गया है। सीधे शब्दों में हम ऐसे भी समझ सकते हैं कि 'कार्बो' का अर्थ कार्बन तथा 'हाइड्रेट' का अर्थ हुआ पानी (हाइड्रोजन + आक्सीजन)।

यदि हम जरूरत से ज्यादा कार्बोहाइड्रेट अपने भोजन में लेते है, तो हमारा शरीर इन्हें चरबी (FAT) को रूप में संचित कर लेता है। यही कारण है कि कुछ लोग कहते हैं कि कार्बोहाइड्रेट की वजह से मोटापा आता है। लेकिन आप यदि इन्हें उचित मात्रा में लेते हैं, तो यह कभी मोटापे का कारण नहीं बनते हैं।

शरीर को ऊर्जा देने के साथ-साथ ये कार्बोहाइड्रेट अपने साथ बहुत सारे विटामिन, मिनरल, रेरो तथा पाइथी रसायन लिए हुए होते हैं। कार्बोहाइड्रेट हमारी माँसपेशियों को मजबूत बनाते हैं तथा मस्तिष्क के साथ-साथ साँस लेने तथा हृदय की धड़कनो के लिए भी ऊर्जा प्रदान करते हैं। जब कभी हमारे भोजन में पर्याप्त कार्बोहाइड्रेट नहीं होते, तो हमारा शरीर अपने जमा खजाने में से इन्हें प्राप्त करता है किन्तु ऐसा होने से शरीर में कमजोरी तथा थकान आदि का एहसास हो सकता है।

कार्बोहाइड्रेट युक्त भोजन

यह पहचानना बहुत ही आसान है कि कौन-कौन-सी चीजों में कार्बोहाइड्रेट नहीं होते वसा (फैट) तथा मांस को छोड़कर पेड़ पौधों से प्राप्त होने वाली सभी चीजों से हमें कार्बोहाइड्रेट प्राप्त हो जाते हैं किन्तु दूध इसका अपवाद है, क्योंकि दूध पेड़-पौधों पर नहीं लगता, किन्तु फिर भी इसमें कार्बोहाइड्रेट होते हैं।

कार्बोहाइड्रेट युक्त पदार्थ

(1)	ब्रेड	(8)	मीठा आलू
(2)	नाश्ते के CEREALS	(9)	हरा केला
(3)	चपाती	(10)	वीनस (एक फलीदार सब्जी)
(4)	ओट्स	(11)	दालें
(5)	नूडल्स	(12)	ज्वार बाजरा तथा रागी
(6)	चावल	(13)	आटा
(7)	आलू	(14)	मक्का

कार्बोहाइड्रेट्स पेट में हजम होने के लिए ज्यादा समय लेते हैं। उचित मात्रा में कार्बोहाइड्रेट हमारे लिए बहुत ही लाभदायक है।

अत: यदि आप वज़न कम करना चाहते हों तो अपनी चाहत के अनुसार डाइट-सन्तुलन का एक चार्ट अपनाना पड़ेगा। एक अच्छे भोजन का अर्थ है। कम फैट ज्यादा कार्बोहाइड्रेट हमें कम से कम 12000 कैलोरी दे। यदि आप मोटापा कम करना चाहते हैं, तो आप प्रतिदिन अधिक से अधिक 60 ग्राम कार्बोहाइड्रेट लें। इससे न तो व्यक्ति पूरा दिन भूख को महसूस करता रहता है और न ही कमजोरी तथा चिड़चिड़ापन ही आता है। इससे उसके शरीर में से अति शीघ्र बहुत सारा अतिरिक्त वज़न छँट जायेगा। उसे केवल अपने खाते में से चीनी तथा स्टार्च को कम करने की जरूरत है। बाकी की चीजें चाहे वह खाता रहे। कार्बोहाइड्रेट किसी भी हालत में 24 घण्टे में 60 ग्राम से ज्यादा शरीर में नहीं जाना चाहिए।

स्वास्थ्य सम्बन्धी शोधों एवं परीक्षणों से यह बात साबित हो चुकी है कि मनुष्य का वज़न बढ़ने का एक मुख्य कारण 'पायरुविक अम्ल' (Pyruvic Acid) है। शरीर में जाकर कार्बोहाइड्रेट भी एक एसिड की भाँति ही कार्य करता है। जब कार्बोहाइड्रेट हमारे शरीर के भीतर दाखिल होता है, तो पाचन-तन्त्र के कई तरह के रस उनमें शामिल होते हैं। इन रसों की वजह से इसमें कई तरह के रासायनिक परिवर्तन होते हैं और इन्हीं परिवर्तनों के दौरान जन्म होता है-पायरुविक एसिड का।

एक सामान्य शरीर वाले व्यक्ति से शरीर में यह पायरुविक एसिड जलकर ऊर्जा या शारीरिक शक्ति के रूप में परिवर्तित हो जाता है। जिससे फिर कार्बन डाइआक्साइड एवं पानी बन जाता है। ये चीजें मल-मूत्र एवं पसीने आदि के रूप में शरीर से निष्कासित कर दी जाती हैं। परन्तु जिन व्यक्तितों का स्थूल शरीर है, ऐसे व्यक्ति साधारणतया पायरुविक एसिड को जला पाने में असमर्थ रहते हैं। ऐसे होने से फालतू चरबी जल कर शरीर से बाहर होने की अपेक्षा शरीर में ही जमा होने लगती है। परिणाम-स्वरूप व्यक्ति का वज़न बढ़ने लगता है तथा वह मोटा होने लगता है।

कार्बोहाइड्रेट भी मुख्यतः दो प्रकार के होते हैं

1. माँड़ देने वाले कार्बोहाइड्रेट जैसे-दाल, चावल, आटा, आलू, मैदा तथा अन्य अनाज।
2. शर्करा देने वाले कार्बोहाइड्रेट इनमें मुख्य हैं-सन्तरा, अन्य मीठे फल, शहद, खजूर, मेंवा, गन्ना, गुड़, चीनी, शक्कर, चुकन्दर, शलगम तथा सभी मिठाइयाँ।

खाद्य पदार्थों में कार्बोहाइड्रेट की मात्रा

खाद्य पदार्थ	*कार्बोहाइड्रेट प्रति 100 ग्राम*	*खाद्य पदार्थ*	*कार्बोहाइड्रेट प्रति 100 ग्राम*
गुड़	95.0	ज्वार	70.3
चीनी	99.8	सूखी मकई	66.2
शहद	79.5	मैदा	74.1
साबूदाना	87.5	जई का आटा	62.8
बाजरा	67.1	देशी चावल	76.2
जौ	64.3	बाजार का कच्चा चावल	79.2

खाद्य पदार्थ	कार्बोहाइड्रेट प्रति 100 ग्राम	खाद्य पदार्थ	कार्बोहाइड्रेट प्रति 100 ग्राम
अखरोट	83.1	बाजार की बॉइल्ड चावल	77.2
चने की दाल	59.9	आलू	22.9
उड़द की दाल	60.3	शकरकन्द	31.0
मूँग की दाल	60.7	खजूर	67.3
मसूर	59.7	किशमिश	77.3
अरहर	60.2	बेर (सूखी)	71.0
सफेद चना	55.0	अंजीर (सूखी)	71.0
चपटी सेम घेवीज	60.7	ताजा फल	15.3
गेहूँ का आटा	74.6		

प्रोटीन

प्रोटीन हमारे शरीर की एक अहम जरूरत है, जो शरीर में माँसपेशियों के निर्माण एक रख-रखाव में मददगार होते हैं। जब शरीर में (खाने में) अधिक कार्बोहाइड्रेट उपलब्ध न हो, तो प्रोटीन शरीर में ऊर्जा प्रदान करने के लिए प्रयुक्त होते हैं। यदि हम पानी की गिनती न करें, तो बाकी बची चीजों में से एक तिहाई भाग प्रोटीन का ही होता है। यह शरीर की हर छोटी इकाई में विद्यमान होते हैं। हमारी माँसपेशियाँ, आर्गन्स, कुछ एक हार्मोंस, कुछ एक एण्टी वॉडी तथा एंजाइम यह सब प्रोटीन के ही बने होते है। दरअसल प्रोटीन शब्द ग्रीक भाषा का शब्द है, जिसका अर्थ है- सबसे महत्त्वपूर्ण।

प्रोटीन एक बड़े मिश्रण का नाम है, जो कई अन्य छोटे मिश्रणों से मिलकर बने होते हैं। इन छोटे मिश्रणों को अमीनो एसिड कहा जाता है। इस तरह के लगभग 20 अलग-अलग तरह के अमीनों एसिड भिन्न- भिन्न प्रकार से एकत्रित होकर हजारों तरह के प्रोटीन का निर्माण करते हैं। इन 20 अमीनो एसिड्स में से हमारा शरीर केवल 11 का ही निर्माण कर सकता है। बाकी के नौ (09) हमें हमारे खाद्य-पदार्थों से मिलते हैं। इसलिए इन्हें आवश्यक एवं महत्त्वपूर्ण अमीनो एसिड कहा जाता है।

वज़न घटाने के लिए बहुत से लोग अधिक प्रोटीन वाले भोजनों को खाने की सलाह देते हैं। यह बात सही है कि अधिक प्रोटीन लेने से वज़न कम हो सकता है लेकिन यह उपाय थोड़ी देर के लिए ही कारगर सिद्ध होता है, लम्बे समय के लिए उपयोगी नहीं है। इससे एक तो शरीर में पानी की कमी हो जाती है तथा दूसरी यह हमारे दिमाग की कार्यप्रणाली को भी बाधित करता है। गाउट जैसी बीमारी वाले व्यक्ति को तो तकलीफ और भी बढ़ जाती है-

डेब्रा. बेन, एम.एस.आर.डी.-

सह-फाउण्डर-सेंसिवल-यूट्रीशियन कनेक्शन।

जब हम प्रोटीन युक्त भोजन को ग्रहण करते हैं तो शरीर के भीतर जाने के बाद इसका अमीनो एसिड्स में विघटन होता है। यह अमीनो एसिड एक संग्रह बैंक में चले जाते हैं। हमारा शरीर जरूरत पड़ने पर ऊतकों एवं माँसपेशियों के कारण तथा उनकी मरम्मत के लिए इसका इस्तेमाल करता है। यदि हमारे शरीर को संचित बैंक से जरूरत के अनुसार अमीनो एसिड नहीं मिलते हैं, तो ऐसी स्थिति में प्रोटीन भी तैयार नहीं हो पाती अत: ऊतक का विघटन, टूटना शुरू हो जाता है।

हमारे खानों में प्रोटीन दो तरह से आ सकती है

1. पशुधन, जैसे दूध, मांस, अण्डे, चीज, मछली, एवं मुर्गा आदि
2. दूसरे स्रोत है- वनस्पति जगत्-जैसे कि, बीन फली legumesa, दालें, अखरोट, whole grains

माँसाहारी लोग अपने आहार से सभी तरह के अमीनो एसिड प्राप्त कर लेते हैं। लेकिन शाकाहारी लोगों को इसमें काफी दिक्कत आती है। हर खाद्य-पदार्थ में एक आध अमीनो एसिड कम रह ही जाता है। लेकिन हाँ शाकाहारी इनसान यदि सोयाबीन का इस्तेमाल करता रहता है, तो उसकी सारी जरूरतें पूरी होती रहती है।

प्रोटीन की दैनिक जरूरत

शरीर में अधिक प्रोटीन को संग्रह करके नहीं रखा जा सकता है। अत: हमें प्रतिदिन थोड़ी-बहुत प्रोटीन अपने भोजन में लेनी ही चाहिए। महिलाओं के लिए प्रोटीन की दैनिक जरूरत 44 ग्राम के करीब होती है, जबकी पुरुषों में यह जरूरत थोड़ी ज्यादा यानी 56 ग्राम होती है। साधारणत: इसे 1 ग्राम/कि.ग्रा. शारीरिक वज़न के हिसाब से देखा जाता है।

जहाँ प्रोटीन हमारे शरीर की दैनिक जरूरत है, वहीं अधिक प्रोटीन स्वास्थ्य के लिए हानिकारक भी है। अधिक प्रोटीन लेने से टट्टियाँ लग सकती हैं, जिससे

शरीर में पानी की कमी हो जाती है क्योंकि प्रोटीन से शरीर द्वारा निकाले गये नाइट्रोजन पदार्थों को पतला करने के लिए पानी की जरूरत पड़ती है।

प्रोटीन में कैलोरी

1. प्रोटीन के 1 ग्राम में 04 कैलोरी होती है।

2. प्रोटीन एवं कार्बोहाइड्रेट में समान मात्रा में कैलोरी होती है।

3. प्रोटीन हमारे शरीर की दैनिक आवश्यकता है लेकिन बेहतर होगा यदि हम अपने दैनिक प्रोटीन का अधिकांश भाग पशु-धन से न लेकर प्राकृतिक शाकाहारी पदार्थों से लें। ऐसा करने से कोलेस्ट्रोल तथा अन्य हृदय-सम्बन्धी रोगों से भी बचा जा सकता है।

4. सही मात्रा में प्रोटीन लेने के लिए अगले पेजों में दिये गये खाद्य-पिरामिड का अनुसरण किया जा सकता है।

5. यदि आप वज़न कम करना चाहते हैं, तो बेहतर होगा यदि आप एक ऐसी खाद्य-योजना पर ध्यान दें, जिससे आपका खाना कम वसायुक्त, प्रचुर कार्बोहाइड्रेट तथा प्रोटीन से भरा हो।

6. अधिक प्रोटीन एवं कम कैलोरी का भोजन अच्छा नहीं हो सकता। अत: ऐसा करने से बचना चाहिए।

फैट या वसा

शरीर में फैट यानी वसा या चरबी की भी विशेष उपयोगिता है क्योंकि यह हमारे शरीर में आपात्कालीन समय में ऊर्जा देने के काम आता है। यह उस समय शरीर के महत्त्वपूर्ण अंगों organs को नष्ट होने से बचाता है। अत: हमारे द्वारा लिया गया अतिरिक्त वसा शरीर के आपात्कालीन भण्डार में चला जाता है। जब शरीर को इसकी जरूरत होती है, तो इसका उपयोग शरीर स्वयं ही कर लेता है। फैट का अधिक मात्रा में प्रोटीन एवं कार्बोहाइड्रेट की तुलना में लगभग दुगुनी कैलोरी होती है। लेकिन शरीर में कम फैट भी चिन्ता का कारण हो सकता है। ऐसी स्थिति में हृदय तथा गुरदों की समस्यायें उत्पन्न हो सकती हैं।

हम सभी यह जानते हैं कि हमारे खाने में अधिक फैट (वसा) शरीर में चरबी तथा कोलेस्ट्रोल को बढ़ावा देगा। जिससे हृदय में बड़ी समस्यायें पैदा हो सकती हैं। अत: हमेशा कोशिश रहनी चाहिए कि स्वास्थ खाना खायें और वसा कम से कम लें।

हमारे शरीर को कई चीजों से फैट प्राप्त होता है। इनमें से मुख्य हैं- मांस, मछली, मक्खन, क्रीम, पनीर, चाकलेट, नारियल, मटर, पेस्ट्रीज, केक, लगभग सभी फास्ट फूड, बिस्कुट, आलू, चिप्स, दूध, दही, कद्दू और सेम के बीज, वनस्पति तेल, जैतून, जैतून का तेल, मूँगफली, अखरोट तथा डालडा घी।

डालडा घी बनाने के लिए वनस्पति तेलों में से हाइड्रोजन को गुजारा जाता है, जिससे वे ज्यादा और कम ठोस रूप में तब्दील हो जाते हैं। इसे ही नकली घी कहा जाता है। भारत में इसका प्रचलित नाम डालडा है। वसा में यह सबसे नुकसानदेह है। इसका कारण यह है कि यह हमारे शरीर में HDL* यानी अच्छे कैलेस्ट्रोल के स्तर को कम करता है और LDL* यानी नुकसानदेह कैलेस्ट्रोल के स्तर को बढ़ा देता है, जिसके कारण रक्तचाप तथा हृदय सम्बन्धी विकृतियों का जन्म होता है।

फैट (वसा) में कैलोरी

1. फैट उच्च- कैलोरी भोजन होते हैं।
2. एक ग्राम फैट में 9 कैलोरी होती है।
3. वज़न घटाने के सन्दर्भ में देखें तो सभी फैट बुरे होते हैं।
4. कम कैलोरी के भोजन में फैट भी कम होता है।
5. अगर आप वज़न कम करना चाहते हैं, तो सीधे अपने खाने से फैट को कम करें, कैलोरी से भरपूर जैसे मक्खन (40 प्रतिशत फैट) एवं तेलों को कम करें।
6. सभी तरह के फास्ट फूड में फैट एवं कैलोरी काफी अधिक मात्रा में होती है
7. यह जरूरी नहीं कि बिना फैट के भोजन में कैलोरी भी कम हो या ना हो। ऐसी कई मिठाइयों में मीठा ज्यादा होने के कारण कैलोरी भी अधिक होती है।

जहाँ जल्दी से हम फिर देख लेते हैं कि ज्यादा फैट वाला भोजन लेने से हमारे शरीर में क्या-क्या नुकसान हो सकते हैं।

शरीर में अतिरिक्त चरबी आने की वजह से होने वाली दिक्कतें

1. उच्च रक्त चाप
2. हाइ कैलेस्ट्रोल स्तर (HDL)
3. हृदय-सम्बन्धी तकलीफें

HDL – High Density Lipoproteen
LDL – Low Density Lipoproteen

4. मधुमेह होने का खतरा

5. हड्डियों की कमजोरी की बीमारी

6. खून के थक्के बनना

7. Varicose Veins नसों में सूजन होने की सम्भावना

8. हाजमें सम्बन्धी दिक्कतें

9. कब्ज, बवासीर आदि का भय

10. कुछ प्रकार के कैंसर का खतरा

11. शरीर पर संयम तथा नियन्त्रण में कमी होने से आत्मविश्वास में कमी।

जब इतनी बीमारियाँ मोटापे से आती हैं और उस मोटापे को वक्त रहते भगाना भी हमारे हाथ में हो, तो फिर हम मेहनत क्यों न करे? क्या हमें स्वस्थ रहने का हक नही? आइए आज से ही लग जायें मोटापे को कम करने में। नहीं तो ऊपर दी गयी सूची में से एक भी बीमारी लग गयी, तो याद रखें आप केक-डाक्टर के हाथ में चाकू और फिर- Happy Birthday प्रिय मित्रो! मैं आपको बताना चाहता हूँ कि मोटापे का लाना बहुत ही आसान है, किन्तु भगाना आसान नहीं।

बहुत सारे लोग मोटापे को कम करने के लिए फैट लेना बन्द कर देते हैं, लेकिन कैलोरी को लेना बन्द नहीं करते। जिसकी वजह से वज़न बढ़ता जाता है क्योंकि अगर हम 9 ग्राम अधिक कैलोरी लेते हैं तो 1 ग्राम अधिक फैट अपने आपही ले लेते हैं। अतः हमें कैलोरी पर भी ध्यान रखना पड़ेगा। बहुत सारे ऐसे भोजन होते है, जिनमें फैट तो कम या जीरो होता है, लेकिन कैलोरी बहुत अधिक होती है। यह अतिरिक्त कैलोरी शरीर में फैट बन कर जमा हो जाती है और वजन घटने की जगह पर बढ़ने लगता है।

वज़न कम करने के लिए आपको शरीर में मौजूद अतिरिक्त कैलोरी को जलाना पड़ेगा। इसके लिए आपको व्यायाम, कसरत योग आदि करना पड़ेगा, जो कि मैं अगले अध्याय से शुरू करने जा रहा हूँ।

विभिन्न खाद्य-पदार्थों में कैलोरी की मात्रा
प्रति 100 ग्राम

क्रमांक	खाद्य पदार्थ	कैलोरी की मात्रा	खाद्य पदार्थ	कैलोरी की मात्रा
1.	**अनाज**			
	बाजरा	356	मक्का सूखा	342
	चावल	345	गेहूँ	341
	मैदा	348		
2.	**दाल**		चना	360
	दाल (धुली हुई)	350		
	राजमा	346	चने की दाल/ मटर	340
3.	**गाँठ**			
	गाजर	47	आलू	97
	प्याज	59	मूली	17
4.	**पत्तेदार सब्जियाँ**			
	चौलाई	46	मेथी/बथुआ	50
	पालक	26	बन्द गोभी	27
	धनिया	44	पुदीना	48
5.	**अन्य सब्जियाँ**			
	बैंगन	24	फूल गोभी	30
	भिण्डी	73	घीया	12
	टमाटर	20	आँवला	50
6.	**मेवा**			
	खजूर, खुमानी, अंजीर, किशमिश, मुनक्का	290	बादामगिरी	655
			मूँगफली	549
	काजू	596		

क्रमांक	खाद्य पदार्थ	कैलोरी की मात्रा	खाद्य पदार्थ	कैलोरी की मात्रा
	तिल, नारियल गिरी, अखरोट, पिस्ता	600		
7.	**मसाले** सूखा धनिया (बीज) हल्दी	288 349	जीरा लाल मिर्च	356 246
8.	**फल** चीकू केला नींबू आम पपीता	118 79 42 70 70	सेब अमरूद आम (देशी) सन्तरा	55 51 50 40
9.	मछली-मांस, अण्डा, सिंघाड़ा मछली अण्डा	111 173	मांस	194
10.	**दूध** आदि दही पनीर छाछ घी	60 292 15 900	भैंस का दूध खोवा	118 421
11.	चीनी	400		

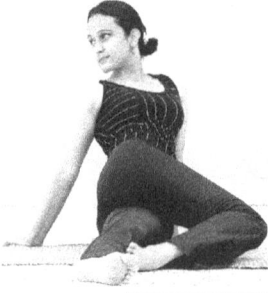

वज़न कम करने के लिए कसरतें

शरीर में कसरत की कमी इनसान की अच्छी-भली सेहत को बरबाद कर देती है, जबकी शारीरिक श्रम एवं कसरत, व्यायाम से शरीर सुन्दर, सुडौल तथा रोगमुक्त होता है।

-प्लैटो

जब व्यक्ति मोटा होने लगता है, तो जो सबसे पहला बदलाव उसके भीतर आता है, वह है- आलस्य। आलस्य के बढ़ने से वज़न बढ़ता है और वज़न के बढ़ने से फिर आलस्य। मैं यह जानता हूँ कि आप वज़न कम करने के इच्छुक हैं, क्योंकि आप इस पुस्तक को ध्यान से पढ़ रहे हैं। मेरी आप से एक और गुजारिश है कि जो बातें मैं बताता जाऊँगा वह आपको अपने जीवन में अपनानी हैं। आप अगर आलस्य त्यागकर मेरी बातों को मानते हैं, तो मैं आपको विश्वास दिलाता हूँ, कि एक महीने के अन्दर ही अपने भीतर की फुर्ती और वज़न की कमी को आप महसूस कर सकेंगे और बहुत शीघ्र ही आप अपनी चाहत के अनुसार अपने शरीर को देख पायेंगे। जरूरत है, तो बस लगन एवं मेहनत की।

निरन्तर शारीरिक श्रम हमारा वज़न कम करने के लिए सबसे कारगर सिद्ध हुआ है। इससे शरीर चुस्त-दुरुस्त होता है तथा वज़न कम होने के साथ-साथ अन्य कई बीमारियाँ भी शरीर से भाग जाती हैं।

खेल-कूद, घर का काम, बाग-बगीचे का काम, सुबह उठकर दौड़ लगाना आदि सभी कसरतें हैं तथा शरीर के लिए अत्यन्त लाभकारी हैं। वर्षों से निठल्ला, निकम्मा पड़ा हुआ व्यक्ति भी दिन में केवल आधा घण्टा भी शारीरिक कसरत करे, तो एक ही महीने के भीतर काया-पलट हो सकती है। पैदल चलना तथा साइकिल चलाना सबसे बेहतर शारीरिक श्रम व क्रियाएँ हैं। लेकिन आज हमने जो दिखावे की चादर ओढ़ रखी है, उसने हमारे स्वास्थ्य को बिगाड़ कर रख दिया है।

कितनी बुरी बात है कि हम 04 कि.मी. दूर जाना हो, तो अपनी कार, स्कूटर या फिर मोटरसाइकिल निकालने लगते हैं। लेकिन हकीकत में हम झूठी शानो-शौकत एवं दिखावे के कारण अपने शरीर को खराब करना चाहते हैं दो

कि.मी दूर स्थित ऑफिस में जरूरत पड़ने पर कार लेकर जायेंगे। फिर शाम को एक घण्टा जिम में जाकर साइकलिंग करेंगे। मैं आपको सीधी-सी बात बताता हूँ और वह यह है कि अपने शरीर को स्वस्थ रखना अब आपकी स्वयं की जिम्मेदारी है। मैं आपको सलाह दूँगा की यदि आपका ऑफिस पास में ही है, तो आदत डालें साइकिल से जाने की। रास्ते में यदि कोई हाथ देता है, तो उसे भी अपनी साइकिल पर बिठायें। ऐसा करने से आप उसके ऊपर भला तो करेंगे ही साथ में अपने शरीर की ऊर्जा को भी सम्भालकर रखने का कार्य करेंगे। ऐसा करने से जिम जाने का समय तथा देश का कीमती तेल दोनों बचेंगे।

शोधों के बाद इस बात का पता चला है कि नियमित शारीरिक श्रम/कसरत एवं कसरत के साथ भोजन पर संयम रखने वाले व्यक्तियों का वज़न नहीं बढ़ता है और अगर बढ़ा हुआ है, तो वह भी नियन्त्रित हो जाता है। आप चाहें वज़न को कम करना चाहते हों या फिर जैसे हैं, वैसे ही तन्दुरुस्त हमेशा रहना चाहते हैं, इसके लिए आपको शारीरिक क्रियाओं यानी कसरत को अपनी जीवन शैली का अभिन्न अंग बनान पड़ेगा।

अगर स्वास्थ्य नहीं, तो जीवन के सारे सुख/स्वाद फीके हैं।

जब हम शारीरिक श्रम यानी कसरत करते हैं, तो हमारे शरीर में उपस्थित ऊर्जा यानी कैलोरी जलकर कम होती है। जितना हम श्रम करेंगे यह ऊर्जा उतनी ही घटती जायेगी और अगर नहीं करेंगे तो फैट/चरबी में तब्दील होकर हमारे शरीर को मोटा करती चली जायेगी। आप कितनी कैलोरी अपने शारीरिक श्रम से जलाते हैं और कितने भोजन द्वारा दोबारा इस कैलोरी को प्राप्त कर लेते हैं, इसी पर आपके शरीर का मोटापा तथा वज़न निर्भर करता है। यदि दोनों चीजें बराबर हैं, तो आप जैसे हैं, वैसे ही रहेंगे। अगर आपके भोजन में कैलोरी की मात्रा कम है, तो शरीर में जमा फैट/चरबी से यह कमी पूरी होने लगेगी तथा आपका वज़न तथा मोटापा घटने लगेगा। यही कारण था कि पिछले अध्यायों में मैंने शरीर को समझने भोजन को समझने, भोजन की उपयोगिता, गलत खान-पान, घातक बीमारियों का जन्म तथा उनसे बचने की राह एवं ज्ञान आपको दिया ताकि इस अध्याय तक पहुँचते-पहुँचते आप "मोटापा क्यों कम करना है" के महत्त्व को समझने लगेंगे।

शरीर के वज़न को कम करने, उसे लचीला बनाये रखने, स्वस्थ सुन्दर तथा मजबूत बनाने के लिए भिन्न-भिन्न तरीके होते हैं। मैं आपको वे सभी तरीके एवं तकनीकें बता दूँगा। आप अपनी मरजी से उपयुक्त तरीका चुनकर के उसे अपनी दिनचर्या का हिस्सा बना सकते हैं। मेरी यह पुस्तक सभी वर्गों के लिए

है, जिनके पास वक्त है, उनके लिए भी और जिनके पास वक्त नहीं है, लेकिन इच्छाशक्ति है, उनके लिए भी। शरीरिक श्रम का अर्थ केवल जिमनाजियम में जाकर कसरत करना ही नहीं है और न ही प्रतिदिन पाँच-सात किलोमीटर दौड़ना है। हाँ अगर आपके पास वक्त है, तो ऐसा करना अच्छी बात है। लेकिन मैं यहाँ आपको यह समझाना चाहता हूँ कि अपने बगीचे में काम करना, पैदल चलना, बाजार से पैदल चलकर सब्जी- सामान लाना, तैराकी करना तथा घर में साफ-सफाई करना, कपड़े धोना, आटा गूँथना, रोटी पकाना, किचन की वस्तुओं के रख-रखाव को सही करना, टीवी, कम्प्यूटर, कुर्सिया, सोफे, बिस्तर झाड़ना लिफ्ट के बजाय सीढ़ी से चढ़ना आदि ऐसे श्रम एवं कसरते हैं जिन्हें हम-सब अपने दैनिक-जीवन में घर पर ही कर सकते हैं।

महिलाओं के सन्दर्भ में विशेष रूप से मैं कहना चाहूँगा, क्योंकि वह मोटापे तथा फिर अन्य बीमारियों की शिकार ज्यादा होती हैं। एक तो उन्हें चटपटी चीजें खाते रहने के आदत होती है। लोगों को दिखाने के लिए हम काम वाली बाई (नौकरानी) भी रख लेते हैं। खुद महिलाएँ पूरा दिन टेलीविजन पर सीरियल देखती रहती हैं तथा अपना मुँह चलाती रहती हैं। यह एक बहुत ही खतरनाक तरीका है। अतः माताओं, बहनों एवं दोस्तों से मेरी गुजारिश है कि अगर आपके पास घर का काम करने के लिए वक्त है, तो पड़ोसियों को प्रभावित करने के लिए काम वाली बाई को घर में लगाने की जरूरत नहीं है। सीधी-सी बात है कि कपड़ा वह धोयेगी, आटा वह गूँथेगी, पोंछा- झाड़ू वह करेगी, खाना वह बनायेगी, तो फिर स्वास्थ्य भी उसका बेहतर होगा न कि आपका। ध्यान से पढ़ें और गौर करें, इन बातों को क्योंकि यह आपको किसी पुस्तक, पत्रिका या टी.वी. शो में नहीं मिलेंगे, जब तक कि मैं उसमें शामिल न होऊँ। यह सब मेरे द्वारा अनुभव तथा प्रयोग की हुई बातें हैं। मैंने खान-पान नियन्त्रण के बाद कुछ महिलाओं को घर में बैठकर पोछा लगाने, कपड़े धोने तथा आटा गूँथ कर रोटी बनाने के लिए कहा, तो शुरुआती कुछ दिन तो उनके लिए बेहद कष्टकारी रहे, लेकिन कुछ ही दिनों में उनके चेहरे का रंग एवं शरीर का ढंग बदलता दिखने लगा। यही नहीं, एक महीने के भीतर उनके रक्त की अधिकांश रिपोर्ट भी सामान्य के करीब आ गयी। अतः अगर आप सोचते हों कि हमारे पास किसी चीज की कमी नहीं हैं नौकर-चाकर हैं बैठे-बैठे खायेंगे, मजा करेंगे और अगर मोटापा आ गया तथा किसी कम्पनी द्वारा प्रचारित सॉओना बेल्ट ले लेंगे। इससे वज़न कम कर लेंगे। लेकिन हकीकत इससे परे है। टेलीविजन या समाचार-पत्रें पर में दिये गये विज्ञापनों पर सरकार का कोई नियन्त्रण न होने की वजह से कोई नहीं परखता कि विज्ञापन कितना सही बोलता है। एक नामी-गिरामी कम्पनी पिछले कई वर्षों से भारत में गोरा होने की क्रीम बेच रही है। लेकिन अगर उस

कम्पनी को पूछें कि आजतक कितने काले लोग आपकी क्रीम लगाकर गोरे हुए हैं, तो वह नहीं बता पायेंगे। ठीक पैसे ही टेलीविजन पर वज़न घटाने के बड़े-बड़े दावे करने वाली कम्पनियाँ आपका पैसा लूटने का ही काम करती हैं क्योंकि उनके दावों में कुछ भी मात्रा में हकीकत नहीं होती। ऐसा होने से लोग उसे मँगवाकर रख लेते हैं। कुछ ही दिनों बाद वह वस्तु कचरा ड्रम का हिस्सा बनी होगी। क्योंकि पैसा फेंकने के बाद कुछ ही दिनों में आपको पता चल जायेगा कि यह किसी काम की चीज नहीं है। इससे आपका वज़न तो कम नहीं होगा उल्टे दु:ख और निराशा ही होगी।

औसतन एक व्यक्ति एक वर्ष में 80,000 से 90,0000 कैलोरी का इस्तेमाल करता है। एक अधिक सक्रिय व्यक्ति थोड़ा ज्यादा का इस्तेमाल करेगा। अत: एक कठिन परिश्रम करने वाले व्यक्ति की प्रोटीन की जरूरत दैनिक तय की हुई प्रोटीन की जरूरत से अधिक होगी।

हमारे साथ दिक्कत यह होती है कि हम यह तो जान लेते हैं कि भोजन के रूप में कितनी कैलोरो लेनी है लेकिन खर्च कितनी करनी है, इस बात पर हम बिलकुल गौर नहीं करते। अत: वज़न कम करने के लिए सबसे महत्त्वपूर्ण यह बात होती है कि हम संयमित भोजन के साथ शारीरिक श्रम करें। कैलोरी के अधिक इस्तेमाल को कम करें। शरीर में उपलब्ध भण्डार की कैलोरी को शारीरिक श्रम द्वारा जलायें तभी हम सही तरीके से चरबी तथा वज़न दोनों को कम कर सकते हैं।

जिम का गलत इस्तेमाल

बहुत सारे लोग वज़न कम करने तथा शरीर को दुरुस्त करने के लिए जिम का सहारा लेते हैं। जिम में जाकर कसरत करना एक अच्छी बात है। यह वज़न को तोड़ने के लिए एक सही जगह भी है। होता यह है कि लोग जिम जाते हैं, प्रतिदिन दो घण्टे मशीनों पर सख्त श्रम करते हैं तथा फिर अपनी माँसपेशियों को बनाते और चरबी को ढलते हुए देखते हैं। यह सही है, क्योंकि ऐसा करके अनचाही जगह से चरबी खत्म होने लगेगी।

ऐसा करना दरअसल व्यावहारिक रूप से मैं सही नहीं मानता क्योंकि बहुत जल्दी बहुत ज्यादा वज़न कम करने के चक्कर में हम लोग अपने शरीर को इतना ज्यादा थका देते हैं कि वह जगह-जगह से दर्द करने लगता है। शरीर में अकड़न पैदा हो जाती है तथा उठना-बैठना, चलना-फिरना भी तकलीफ कारक हो जाता है। परिणाम यह होता है कि हम जिम जाना छोड़ देते हैं। इस तरह से नासमझी में उठाया गया पहला कदम फेल हो जाता है। ऐसा होने से अधिकांशत: लोग कसरत द्वारा वज़न कम करने के ही विचार को त्याग देते हैं

और Sauna Belt जैसी चीजों के सपने देखने लगते हैं। एक सलाह है कि उन्हें सपनों में ही रहने दें हकीकत में लाने से एक हताशा और होगी।

जिम जाने का सही तरीका

जिम की शुरुआत करने का सही तरीका है कि आप धीरे-धीरे पहले हलकी कसरत करें। ऐसा करने से आपका शरीर खुलेगा तथा आने वाले समय के लिए अपने आप को तैयार करेगा। शुरू में आप हफ्ते में कसरत सातों दिन कर सकते हैं लेकिन जिम की मशीनों पर कम। श्रम केवल तीन दिन ही करें तथा एक घण्टे से ज्यादा न करें। ऐसा करने से आपके शरीर में थकान तथा अकड़न नहीं होगी।

एक महत्त्वपूर्ण बात अपने मन में बिठा ले कि आप वज़न कम करने के लिए जिम जा रहे हैं, तो आपका वज़न कम होगा ही। अत: रोज-रोज शरीर का नापना, तौलना छोड़ दें तथा एक सकारात्मक सोच के साथ एक कुशल निर्देशन में कार्य करें। आपका ट्रेनर आपको तरह-तरह के श्रम बतायेगा। उन्हें करते जाइए। हो सकता है शुरुआती दिनों में आपकी माँसपेशियाँ मजबूत होने की वजह से आपका वज़न आपको लगे कि बढ़ रहा है। यहाँ जरूरत है, तो बस डटे रहने की।

ध्यान देने योग्य बातें

आपने देखा होगा कि जो श्रम या कार्य स्वस्थ लोग कर सकते हैं वह कार्य अस्वस्थ या फिर कम स्वस्थ लोग मुश्किल से कर पाते हैं। अस्वस्थता से स्वस्थता की ओर के सफर के दौरान यह लोग सही भोजन पर ध्यान नहीं देते। ऐसा करने से उनकी सारी मेहनत पर पानी फिर जाता है। अत: अगर आप ज्यादा से ज्यादा चरबी खत्म करना चाहते हैं तो निम्नलिखित बातों पर विशेष ध्यान दें-

1. शरीर को गर्माहट या तैयार करना

चरबी का जलाने के लिए आपको शुरू में कम से कम 30 मिनट स्पीड वाक (speed walk), जॉगिंग, तैराकी या कोई अन्य खेल में हिस्सा लेना है।

2. मीठे का परहेज

शुरुआती दौर में जब हम श्रम या कसरत करते हैं तो हमारा मकसद अधिक से अधिक चरबी को जलाना होता है। इससे हमारे शरीर से सबसे पहले ग्लूकोज जलता है। अत: ऐसे दौर में अगर हम ग्लूकोज पीते रहेंगे, तो कोई भी फायदा नहीं होगा। जो भी हम मेहनत करके खत्म करेंगे, अगर ऊपर से पी लेंगे, तो चरबी के खत्म होने का सवाल ही पैदा नहीं होता।

3. खाली पेट वॉकिंग (चलना)

शुरुआती दौर में जब आप सैर (walking) पर निकलें, तो पेट को खाली रखें। यदि ज्यादा जरूरत महसूस हो, तो आप नींबू पानी बिना चीनी के ले सकते हैं। सैर पर निकलने से पहले आप अपने पेट को पूरी तरह भूखा रखें। आपकी सैर और खाये हुए भोजन में तीन घण्टे का फासला होना चाहिए। अत: आप जाने से तीन घण्टे पहले खाना खा सकते हैं-

➡ सोयाबीन की सब्जी तथा दो चपाती

➡ 100 ग्राम पनीर तथा दो चपाती तथा सब्जी

➡ मांसाहारी- दो चपाती, सब्जी+अण्डा भुर्जी तथा सब्जी ले सकते हैं। सम्भवत: मांसाहार से दूरी बनाये रखना सेहत के लिए हितकारी होता है।

ऐसा करना इसलिए अनिवार्य है, क्योंकि आपकी माँसपेशियाँ कमजोर नहीं होंगी तथा वज़न भी कम होगा। कसरत या सैर के दौरान आपको यदि बहुत ज्यादा पसीना आता है, तो शरीर में पानी की कमी को पूरा करने के लिए आप थोड़ा पानी ले सकते हैं।

सैर या कसरत के बाद भोजन

आपको कोई भी कसरत, सैर आदि करने के बाद कम से कम आधे घण्टे तक कुछ भी नहीं खाना चाहिए। आपके शरीर में यदि कोई अन्य समस्या नहीं है, तो आप प्रोटीन का खाना दो- गुना बढ़ा सकते हैं। आप एक गिलास दूध या फिर एक कप दही भी ले सकते हैं। आपको भूख लग रही है, तो आप पनीर या फिर एक कटोरी दाल ले सकते हैं। धीरे-धीरे करके अपने कसरत के स्तर को मुश्किल बनाते जाइए ना कि एकदम। यदि आप इन तरीकों को अपनायेंगे सही खाना खायेंगे, सही ढंग से कसरत करेंगे, तो शीघ्र ही आप अतिरिक्त चरबी से छुटकारा पा लेंगे। यह निश्चित है।

नीचे दी गयी गति विधियाँ आप सामान्य कसरत तालिका में शामिल कर सकते हैं-

1.	तेज सैर करना	7.	बाग- बगीचे की देख-भाल करना
2.	साइकिल चलाना	8.	घर में झाड़ू लगाना
3.	स्केटिंग	9.	उठक-बैठक तथा दण्ड लगाना
4.	तैरना	10.	गोलक खेलना
5.	टेनिस	11.	लिफ्ट का इस्तेमाल न करके सीढ़ियाँ चढ़ना
6.	नृत्य करना		

आप इनमें से कोई भी कसरत करें, आपका शरीर मजबूत होगा। हड्डियों के टूटने तथा जोडों के दर्द जैसे रोग भी नहीं होंगे। इनमें हालाँकि 'योग' भी आता है। लेकिन 'योग' एक विस्तृत विषय है इसे तरीके से समझाना पड़ेगा। इसलिए उसके बारे में अगले अध्याय में विचार किया जायेगा।

आप शहर में रहते हैं, तो शहर की जिन्दगी हमेशा तनाव, दौड़-भाग, प्रदूषण आदि से भरी होने के कारण इनसान शाम तक थक जाता है। लेकिन उसकी यह थकान तनाव की वजह से है, न कि शारीरिक कसरत की वजह से। अतः आपको जब भी वक्त मिले, अपने शरीर पर ध्यान केन्द्रित करें। 90% लोग प्रातः देर से उठते हैं और अकसर 8-9 घण्टे की नींद लेते हैं। मैं आपको बताना चाहूँगा कि केवल छः घण्टे की नींद हमारे शरीर के लिए काफी होती है। अतः यदि आप एक घण्टा जल्दी उठने की आदत डालें, तो आप अपने-आप का बेहतर ध्यान रख पायेंगे। हमेशा याद रखना कि जो व्यक्ति सूर्य उगने से पहले उठता है वह सारा दिन तरोताजा रहता है। और यदि आपके उठने से पहले सूर्य उग गया (उठ गया) तो आपका सिर/मनोबल पूरा दिन नीचा ही रहेगा। जिसका असर आपके ऊपर, आपके साथ काम करने वालों के ऊपर तथा आपके काम पर भी पड़ेगा। नीचे मैं कुछ साधारण किन्तु उपयोगी टिप्स दे रहा हूँ इन्हे हमेशा ध्यान में रखे :

- सबसे महत्त्वपूर्ण-अपने टेलीविजन देखने के समय में कटौती करें।
- टेलीविजन देखते समय खाने की आदत को त्याग दें।
- घर पर दफ्तर में कोई चीज या फाइल की जरूरत हो, तो अपनी कुर्सी से उठने की आदत डालें।
- दिन भर क्रियाशील रहने के मौके ढूँढ़े।
- वक्त मिलने पर स्वयं एवं घर के सदस्यों को लगाकर घर की ट्यूबलाइट, पंखे एयरकण्डीशनर के फिल्टर, खिड़कियों के शीशे साफ करें।
- फ्रिज को डी फ्रॉस्ट करें। ऑटोमेटिक है, तो सफाई करें ताकि नया जैसा दिखे।
- वक्त से पहले घर से निकलें और जरूरत से एक ठहराव पहले, बस से उतर जायें और पैदल चलें।
- वक्त मिलने पर फिल्म देखने की बजाय कोई खेल खेलें। उसमें घर वालों को भी शामिल करें।
- जहाँ तक सम्भव हो पबों/बारों आदि में जाना बन्द करें।
- प्रत्येक दिन 20-30 मिनट तेज सैर या दौड़ने के लिए तथा कसरत के लिए निकाले।

- घर से बाहर जाना किसी कारण से सम्भव न हो सके, तो घर में ही समर्पण भाव से 30 मिनट योगाभ्यास करें।
- लिफ्ट की बजाय सीढ़ियों का प्रयोग करें।
- यदि स्वचालित सीढ़ियों का इस्तेमाल करना भी पड़ता है, तो एक जगह पर खड़े न रहकर उन पर भी चलते रहें।
- सब्जी, दूध, अखबार, पत्रिका आदि लाने के लिए पैदल निकलने की आदत डालें।
- महिलाएँ आटा गूँथना तथा कपड़े धोने की आदत डालकर अच्छी कसरत कर सकती हैं।
- महिलाओं के लिए रस्सी कूदना भी बहुत अच्छी कसरत है।
- शरीर को थकाने के बाद किसी भी तरह की मीठी चीज को पेट में न जाने दें।
- किसी स्पोर्ट्स क्लब में सदस्यता लेने की कोशिश करें।
- स्कूल या कॉलेज के दिनों में जिस खेल का मजा लेते थे, उसे आज भी खेलने की कोशिश करें। हमेशा ध्यान रखें कि **"जान है, तो जहान है"**।
- अगर हमारा अस्तित्व ही नहीं रहा, वजूद ही नहीं रहा, तो बैंकों में कितनी भी दौलत पड़ी रहे, किसी काम की नहीं। अतः अपना अस्तित्व, अपना वजूद बनाये रखने के लिए जरूरी है कि आप कसरत करें, साफ और पोषक खाना खायें, सकारात्मक सोचें और अपने शरीर के भीतर कुछ भी स्वादिष्ट पदार्थ को यूँ ही न डाल लें। यह आपके स्वास्थ्य की दृष्टि से हानिकारक हो सकता है।

आपके कितना काम करने से शरीर से कितनी ऊर्जा खपत होती है, उसकी एक साधारण-सी तालिका मैं यहाँ दे रहा हूँ जिससे आपको अनुमान हो जाये कि किस तरह का काम ज्यादा या कम करना चाहिए या फिर कौन-सा कार्य करने देने से शरीर की कितनी ऊर्जा का प्रयोग किया है।

ऊर्जा खपत सारणी

	प्रति घण्टा/ऊर्जा खपत
साइकिल चलाना (5M/ph)	178
बैठना/पत्ते खेलना या लिखना आदि	118
खाली बैठना	87
सोना	95

नृत्य करना	215
घुड़सवारी करना	250
बालीबॉल खेलना	270
टेनिस खेलना	315
तैरना	292
घर का आसान सफाई का काम करना	252
सैर करना (2 MPH की गति से)	202
बास्केटबाल खेलना	480
साइकिल चलान (14 MPH की गति से)	615
फुटबाल खेलना	502
स्केटिंग करना (9 MPH)	390
घर में पोंछा लगाना	450

यह गणना लगभग 70 कि.ग्रा के एक व्यक्ति द्वारा एक घण्टे के कार्य को मद्देनजर रखकर की गयी है। आपके वज़न के हिसाब से यह ऊपर-नीचे जा सकती है।

ध्यान रखें की आप पैसों से सुख-सुविधाएँ तथा विलासिता खरीद सकते हैं लेकिन स्वास्थ्य नहीं। विज्ञापन द्वारा बनायी गयी नई-नई चीजें हमारी सुख-सुविधा के लिए हैं, लेकिन एक हद से ज्यादा सुख और सुविधाओं पर जब हम आश्रित हो जाते हैं, तो अपने शरीर का नुकसान कर बैठते हैं।

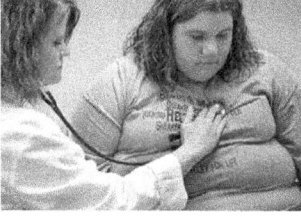

मोटापे का इलाज

मोटापा एक शारीरिक विकृति है, जिसे हमने अपनी विकृत जीवनशैली खान-पान तथा कसरत न करने की वजह से प्राप्त किया है। आप जब मोटे हो गये हैं, तो आपको कुछ तकलीफों का एहसास हो रहा हैं। कुछ तकलीफें ऐसी भी है, जिनका आपको अभी तक एहसास हुआ नहीं होगा। इसलिए मैं चाहूँगा कि आप शारीरिक कसरत शुरू करें तथा उन अनजानी तकलीफों को अपने से कोसों दूर ही रहने दें।

अतिरिक्त चरबी को दूर करने का सबसे बेहतर तरीका है- व्यायाम। इसमें तनिक भी सन्देह नहीं कि मोटापा कम किया जा सकता है। लेकिन यह सम्भव तभी होगा, यदि आपकी इच्छाशक्ति दृढ़ होगी। व्यायाम करने से आप अपने शरीर के कई संस्थानों में जमी फालतू चरबी को पिघलाने के लिए प्रयत्न करते हैं। आप ऐसे करते हुए चरबी के नीचे दबी एवं सोयी हुई अपनी माँसपेशियों को जगाकर पुनः सजीव एवं जागरूक करते हैं।

ध्यान दें, आप प्रतिदिन सुबह अपनी गाड़ी को अन्दर-बाहर से साफ करते या करवाते हैं। पहियों के हवा की जाँच करवाते हैं। सही समय पर तेल व ईंधन डलवाते हैं। पुराने तेल को बदलवाते हैं, फिल्टर को साफ करवाते हैं तथा ढीले होते नट-बोल्टों को कसवातें हैं। लेकिन प्रकृति की बेहतरीन मशीन यानी हमारे शरीर की भीतर सफाई, फिल्टर साफ करना एवं नियमित देखभाल के बारे में आज तक आपने कितनी बार सोचा है? आश्चर्य होता है न अपने ऊपर ही। हमारा शरीर भी एक मशीन की भाँति काम करता है तथा शरीर के विभिन्न अंग कलपुर्जों की तरह काम करते हैं। शरीर के भीतर भी पम्प, फिल्टर आदि हैं। जिस तरह से घटिया तेल का इस्तेमाल करने से गाड़ी के महँगे पुर्जे खराब हो जाते हैं, ठीक उसी प्रकार घटिया खाना खाने से आप अपने शरीर के अमूल्य अंगों को नुकसान पहुँचाते हैं।

यदि आप सचमुच में चुस्त-दुरुस्त रहना चाहते हैं, तो मिथ्या लज्जा का त्याग कर प्रण लें कि मैंने आज तक का वक्त नासमझी में निकाल दिया, लेकिन अभी मैं व्यायाम करूँगा/करूँगी तथा इसे अपने दैनिक जीवन का हिस्सा बना लूँगा।

हम अब कभी ऐसा नहीं कहेंगे कि हमें वक्त नहीं मिलता। क्योंकि टेलीविजन कम देखकर तथा थोड़ा कम सोकर अपने लिए वक्त निकाला जा सकता है।

व्यायाम करने से तन्त्रिका तन्त्र चैतन्य होता है, श्वास-प्रश्वास क्रिया तेजी से होने के कारण फेफड़े सबल होते हैं तथा रक्तशोधन का काम अधिक होता है। साधारणतया एक औसत शरीर का व्यक्ति प्रतिघण्टा 417 ग्रेन आक्सीजन अपने अन्दर खींचता है, जबकि व्यायाम करते हुए वह 1830 ग्रेन आक्सीजन फेफड़ों में लेता है। इसी प्रकार विश्राम के समय वह प्रतिघण्टा 600 ग्रेन कार्बन डाइआक्साइड (Co_2) मुँह से छोड़ता है, जबकि व्यायाम करते समय वह लगभग 2500 ग्रेन कार्बन डाइआक्साइड छोड़ता है। इसका अर्थ है कि व्यायाम करते समय फेफड़ों में अधिक मात्रा में रक्त आता है। जिससे फेफड़ों की माँसपेशियों की सक्रियता तथा कार्यकुशलता बढ़ती है। परिणाम यह होता है कि समस्त श्वास-प्रश्वास संस्थान स्वच्छ हो जाता है और रक्त पूर्णतः निर्मल हो जाता है।

हमारे पाचन-तन्त्र को भी बेहतर कार्य करते रहने के लिए व्यायाम का विशेष महत्त्व है। व्यायाम करने से रक्तसंचार का वेग तीव्र हो जाता है, जिसके कारण पाचन अंगों की शक्ति भी बढ़ती है। ऐसा होने पर वह हमारे द्वारा खाये भोजन में से पोषक तत्त्वों का अधिक बेहतरीन तरीके से अलग करने में सक्षम होते हैं। व्यायाम करने से साँस तेज-तेज शरीर के भीतर पहुँचती है। इसके कारण डायफ्राम बार-बार ऊपर नीचे होता है, जिससे पाचन-तन्त्र के सभी अंगों का व्यायाम हो जाता है तथा उनकी कार्यक्षमता में वृद्धि होती है। यकृत (जिगर) को भी व्यायाम से अच्छी उत्तेजना मिलती है और वह अधिक बेहतर तरीके से काम करता है। जिस प्रकार चाय की छलनी के छेदों में चाय पत्ती फँस जाने के कारण चाय गिलास में नहीं पहुँचती तथा थोड़ा हिलाने पर वह रास्ता बना लेती है, ठीक उसी प्रकार हमारे गुरदों में भी कई बार ठोस भोजन के जलीय अंश को छानते समय ठोस पदार्थ उसके छिद्रों का मार्ग रोक देते हैं। परिणामस्वरूप कई बार मनुष्य का मूत्र भी रुक जाता है तथा असहनीय पीड़ा होती है। व्यायाम द्वारा गुरदे भली-भाँति सक्रिय कर दिये जाते हैं। जिसके कारण उनके छिद्रों में किसी तरह का मैल नही जम पाता है। व्यायाम से ही आप अपने शरीर को सुगठित, सुडोल, दर्शनीय, चुस्त फुर्तीला तथा निरोगी बना सकते हैं। व्यायाम से केवल माँसपेशियाँ ही मजबूत नहीं होती, बल्कि सम्पूर्ण शरीर तथा मन भी प्रफुल्लित होता है। मनुष्य के शरीर की जीवन-शक्ति उसकी आरोग्यता पर ही निर्भर करती है।

हालाँकि सबको मालूम है कि व्यायाम से शरीर का वज़न कम किया जा सकता है। और इसके कोई अतिरिक्त बुरे प्रभाव भी नहीं होते। फिर भी आज

हम शीघ्र सब कुछ पा लेना चाहते हैं। और ऐसी सोच और दौड़ में हम पाते कम हैं, गँवाते बहुत ज्यादा हैं तथा कई बार तो सब कुछ गँवा बैठते हैं। दो बातें हमेशा याद रखना चाहिए कि

(1) There is no shortcut to success and (सफलता कोई शार्टकट नहीं है।)

(2) If health is lost everything is lost. (यदि स्वास्थ्य गया तो सब कुछ गया।)

आज की इस दौड़-भाग की जिन्दगी में कोई भी न तो वक्त पाने वाली कसरतों के चक्कर में पड़ना चाहता है, और न ही कठिन खाद्य-प्रणाली को अपनाना चाहता है। खासकर एक ऐसे समय में (भोजन नियन्त्रण) जबकि बाजार में ढेरों लुभावने विज्ञापन वज़न कम करने के उपलब्ध हों। यह कई तरह के तरीकें को आपको बता सकते हैं- जैसे वज़न कम करने के लिए गोलियाँ, कैप्सूल या फिर पाउडर आदि खिलाकर वज़न कम करने के तरीके। यह एक दुखदायी बात भी है कि कई बार कुछ डाक्टर भी अकसर मोटे लोगों को वज़न कम करने के लिए ऐसी दवाओं का सहारा लेने की सलाह दे देते हैं। लेकिन यह वही लोग होते हैं, जो बिना किसी कसरत या फिर शारीरिक श्रम के अपने वज़न को जल्दी से कम कर लेना चाहते हैं। आज बाजार में, टेलीविजन के चैनलों पर, समाचार-पत्रें में ऐसे वज़न घटाने वालों के विज्ञापन भरे मिलते हैं। कई तरह के पेय आदि पिलाकर वज़न कम करने का दावा यह लोग करते हैं। इनकी व्यापार करने की तरकीब को तो देखिये, यह आपकी कमजोर मानसिकता पर हावी हो जाते हैं तथा उस पर कब्जा कर, आपको इनके पेय आदि खरीदने पर मजबूर कर देते हैं। दूसरी इनकी चाल होती है, पैसा वापस कर देनी की गारण्टी। क्योंकि इन्हें यह भी मालूम रहता है कि हम 10 रुपये की चीज 1000 रुपये में बेच रहे हैं, ऐसे में करोड़ो का व्यापार चलता है, तो 10-50 ऑर्डर अगर वापस भी आ गये, तो इनके व्यापार को कई फर्क नहीं पड़ने वाला। इनके विज्ञापन का मुख्य उद्देश्य होता है, अधिक से अधिक ग्राहकों को फँसाना और फिर अधिक से अधिक मुनाफा कमाना। आपकी सेहत से इनका कोई खास मतलब नहीं होता।

डाक्टरों या एजेंसियों के द्वारा दी जाने वाली मोटापा कम करने वाली इन दवाइयों को हम मुख्यता तीन भागों में बाँट सकते हैं।

1. Diet Pills (डाइट की गोलियाँ)

2. Hormones (हार्मोंस) तथा

3. Diuretics (मूत्रल)

मुख्य रूप से यही तीन चीजें है, जो आपको चिकित्सक की सलाह या

सलाह के बिना वज़न कम करने के लिए उपलब्ध होंगी। यह दवाइयाँ एनोरेक्टिक गोलियाँ, diuretics (मूत्रल) और thyroxine (थायरॉक्सीन) होती है

1. Anoretics (एनोरेटिक्स गोलियाँ)

वज़न कम करने वाली यह गोलियाँ आपकी भूख को खत्म कर देंगी। लेकिन खाना-खाने से व्यक्ति को इसलिए रोक नहीं सकती, क्योंकि भूख कम हो सकती है खत्म नहीं। इन गोलियों को खाने से आदमी की भूख में कमी आती है, जिसके कारण उसे कमजोरी तथा थकान महसूस होने लगती है। पोषण की कमी के कारण शरीर की सारी व्यवस्था डगमगा जाती है तथा व्यक्ति का चेहरा, त्वचा, मन तथा शरीर बेहद थकान महसूस करने लगता है। ऐसा करने से भी थोड़ा-सा ही वज़न कम किया जा सकता है, लेकिन यह एक नुकसानदेह तरीका है।

2. डाइयूरेटिक्स (Diuretics)

यह दवाइयाँ शरीर से पानी को निकाल देती हैं। शरीर में जैसा कि आप जानते है कि 70% हिस्सा पानी है तथा यह शरीर की आन्तरिक क्रियाओं के लिए आवश्यक भी है। अत: डाइयूरेटिक्स भी स्थायी एवं सकारात्मक असर नहीं दिखा पाती। क्योंकि जरूरत होती है, शरीर से ठोस चरबी को निकालने की न कि पानी को निकालने की। यह कुछ एक खिलाड़ियों जैसे बाक्सरों आदि के लिए तुरन्त वज़न कम करने का एक साधन हो सकता है लेकिन शरीर की चरबी को कम करने में इसका कोई योगदान नहीं है।

3. थायरॉक्सीन (Thyroxine)

इस दवा का पहले कभी-कभार प्रयोग होता था। लेकिन आजकल इसका प्रयोग एक आम बात बन गया है। इसके बारे में मैं आपको आगाह करना चाहूँगा कि यह भी एक अप्रभावी एवं खतरनाक तकनीक है। लगातार ऐसी दवा लेने से आने वाले वर्षों में कैंसर जैसी भयानक बीमारी होने की शंका बनी रहती है। इसके और भी कई कुप्रभाव हैं, जिनका कि इलाज सम्भव नहीं है।

⚜

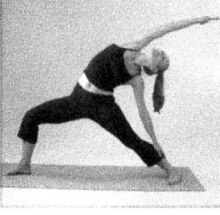

योग और मोटापा

योग: *चित्त वृत्ति निरोध:*। महर्षि पतंजली ने एक सूत्र दिया इस सूत्र का अर्थ है– "योग वह है, जो देह और चित्त की खींचातानी के बीच, मानव को अनेक जन्मों तक आत्मदर्शन से वंचित रहने से बचाता है। चित्रवृत्तियों का निरोध दमन से नहीं, उसे जानकर उत्पन्न ही न होने देना है।"

इसके साथ अगर स्वास्थ्य की बात हम करते हैं कि स्वास्थ्य है क्या?–मृत्यु जिसे छीन ले, मृत्यु के बाद जो कुछ हमसे छूट जाये वह सब 'पर' है, पराया है। मृत्यु भी जिसे न छीन पाये सिर्फ वही 'स्व' है, अपना है और इस 'स्व' में जो स्थित है, वही स्वस्थ है।

कहावत है कि स्वस्थ शरीर में ही स्वस्थ आत्मा निवास करती है। यदि शरीर ही स्वस्थ नहीं होगा, तो आत्मा का स्वस्थ रहना कहाँ सम्भव है।

आज हम सही भोजन न करने तथा सही श्रम न कर पाने की वजह से बेढंगे शरीर को लिये घूम रहे हैं। कुछ पलों के लिए जमीन पर पालथी मारकर बैठना पड़ जाये तो नानी याद आ जाती है। यही हाल रात की नींद का भी है। बिस्तर पर साहब लेट गये हैं, दिन भर के तनाव से परेशान हैं, पर नींद है कि आने का नाम ही नहीं लेती। न आये नींद, कुछ आराम ही मिल जाये, पर वह भी सम्भव नहीं। और फिर "यूँ ही करवटें बदलते रहे सारी रात हम"। अरे भाई अगर खान–पान और उचित व्यायाम नहीं होगा, तो रात भर करवटें ही बदलनी पड़ेगी।

योगासनों से लाभ

शाण्डिल्य एवं जाबाल उपनिषद में–*चेनासन विजितं जगत्रय तेन विजितं भवति*–सूत्र में बताया गया है कि जिस जागृत मानव ने अपने शरीर का उचित आसन साध लिया है, उसने तीनों लोकों को जीत लेने की अद्‌भुत क्षमता प्राप्त कर ली है। इस विश्व का कोई भी, किसी भी प्रकार का कार्य क्यों न हो, वह किसी–न–किसी आसन में ही सम्भव है। 'आसन' का अर्थ है कि शरीर की वह वांछित स्थिति, जिसमें जीवन सम्बन्धी कार्य करने में ज्यादा से ज्यादा सुविधा हो। कार्य सम्पन्न

होने तक मन उस स्थिति में जरा-सा भी परिवर्तन करने के लिए व्याकुल न हो। सम्पन्न किये जाने वाले कार्य के लिये वांछित एकाग्रता में शारीरिक और मानसिक बाधाएँ उपस्थित न हो सकें।

महर्षि पतंजली नें कहा है कि तुम्हारे शरीर की वह सुखद और सुविधाजनक स्थिति, जो तुम्हें अपने ही 'स्व' रूप में अवस्थित करा दे, वही तुम्हारा 'योगासन' है।

योगासनों सम्बन्धी महत्त्वपूर्ण जानकारियाँ

शास्त्रों में 'सन्ध्या' का बड़ा महत्त्व है। सन्ध्याकाल वह समय है, जब दो भिन्न स्थितियाँ मिल रही हों, अत: सन्धिकाल ही 'सन्ध्या' है। साहित्यकारों ने दिन की समाप्ति तथा रात्रि के प्रारम्भ के काल को ही सन्ध्या कहा है। लेकिन जब रात्रि समाप्त हो रही हो तथा दिन निकल रहा हो, तो उसे भी सन्धिकाल ही कहेंगे, परन्तु साहित्य में इसे प्रात:काल कहा जाता है।

1. योगासन का श्रेष्ठ अवसर 'प्रात:काल' ही है, परन्तु प्रात:काल उनके लिए ही श्रेष्ठ है, जिन्होंने रात्रि को पूर्ण विश्राम कर लिया हो। जिसका शरीर हर तरह से तनाव मुक्त से हो तथा कोई थकान तथा नींद शेष न रह गयी हो।

2. जिन आसनों से पेट पर अधिक दबाव पड़ता हो, ऐसे आसन भोजन करने के 4–5 घण्टे बाद, या दूध पीने के दो घण्टे बाद अथवा बिलकुल खाली पेट ही करें। ऐसा न करने से भोजन से बोझिल आँते अपने स्थान से हट जाती हैं तथा पेट के अन्य रोग भी हो जाते हैं। अत: आसनों का श्रेष्ठ समय लम्बी रात्रि के विश्राम के बाद प्रात:काल ही माना गया है।

3. आसनों के पूर्व मल-त्याग कर लेना जरूरी है, क्योंकि यह मल के बोझ के कारण आँतों तथा पाचन-तन्त्र को हानि पहुँच सकती है। यदि आपको कोष्ठबद्धता की शिकायत रहती है, तो गलती से भी जुलाब न लें।

   1. थोड़ा गरम पानी पीकर टहलें।
   2. जब शौच का दबाव ज्यादा बन जाये तब शौच जाइए।
   3. पेट साफ हो जायेगा।

4. यदि आप स्नान आदि करने के बाद ही योगासन करते या करना चाहते है, तो ध्यान रखिए कि सिर को हमेशा ठण्डे पानी से ही धोयें। शेष शरीर तथा पैर शीत ऋतु में गरम जल से ही धोयें। स्नान के बाद सिर को ज्यादा देर तक गीला न रहने दें। सदैव स्मरण रखें कि योगासन के

बाद एक घण्टे तक स्नान करने के लिए न जायें। अन्यथा सरदी-गरमी के कारण बुखार भी आ सकता है।

5. लम्बे समय तक धूप में रहने के तुरन्त बाद या धूप-स्नान के बाद तत्काल ही योगासन अथवा जल स्नान करना स्वास्थ के लिए बहुत हानिकारक सिद्ध हो सकता है।

6. योगासन करने से पूर्व यदि एक गिलास जल पी लिया जाये तो योगासनों से उत्पन्न शरीर विद्युत-ऊर्जा इस पानी को हाइड्रोजन और आक्सीजन में विभाजित कर आन्तरिक सन्धि स्थलों में एकत्रित मल को शुद्ध करती है। योगासन की समाप्ति के तुरन्त बाद पेशाब करने अवश्य जायें। शरीर में धुली हुई गन्दगी मूत्रमार्ग से बाहर निकल कर शरीर को स्वस्थ बनायेगी।

7. योगासन करने से शरीर में विद्युतीय ऊर्जा बनती है। अत: शरीर का कोई भी अंग जमीन से उस समय नहीं छुना चाहिए। जमीन को स्पर्श करने से यह ऊर्जा जमीन में चली जाती है।

8. बैठकर करने वाले आसनों में यदि आपको नीचे की मैट आदि चुभ रही है, तो आप दोहरी तह में कम्बल आदि बिछा सकते हैं।

9. योगासन हमेशा शान्त वातावरण, शुद्ध भूमि, पर्याप्त प्रकाश तथा स्वतन्त्र वायु के आवागमन वाले कमरे में ही करना चाहिए। तीखी हवा का प्रवेश, धूल-धुआँरहित वातावरण में योगासन करना सेहत के लिए उचित नहीं माना जाता है।

10. यदि आप किसी गुरु के निर्देशन में योगासन नहीं कर रहे हैं, तो सदैव स्मरण रखे कि पुस्तक में बने चित्र या निर्देश की चिन्ता किये बिना शरीर को सिर्फ उतना ही झुकायें जितना आप आसानी से झुका सकते हैं। लगातार अभ्यास से धीरे-धीरे शरीर लचीला होता चला जाता है। ध्यान रखें कि योगासन का अर्थ सर्कस का नट बनना नहीं, बल्कि स्वस्थ एवं नीरोग रहना ही है।

11. तनावरहित मानसिक स्थिति और सात्त्विक विचार योगासनों से होने वाले लाभों को कई गुना बढ़ा देते हैं। खुश रहने के लिए आप बीच-बीच में ठहाके भी लगा सकते हैं।

12. नाभि को जाग्रत करने एवं सशक्त बनाने के लिए योगासन करते समय नाक से ही श्वास लें और वह भी भरपूर, जो पेट तथा छाती को फुलाता हो।

13. योगासन करते समय अपनी छाती खुली न रखें। तथा वस्त्र में ज्यादा कड़े न डालें क्योंकि इनसे रक्त के संचालन में बाधा उत्पन्न होती है। कोशिश करें कि आपके वस्त्र ढीले-ढाले हों।

मोटापे के लिए विशेष रूप से दिये जा रहे योगासनों को करने से पहले शरीर में हल्की हलचल तथा नाड़ियों एवं माँसपेशियों में क्रमवार खिंचाव लाना जरूरी है। इसके लिए हम शुरुआत करते हैं सूक्ष्म व्यायाम से।

पैरों के लिए सूक्ष्म व्यायाम

बैठकर किये जाने वाले सभी आसनों को दण्डासन की स्थिति से प्रारम्भ करते हैं। इस स्थिति में दोनों पैर मिले हुए सामने सीधे रहें। कमर के दोनों ओर हाथों की हथेलियाँ जमीन पर टिकी हुई तथा हाथ एवं कमर सदैव सीधी रहें।

1. पैरो की अँगुलियों के लिए

दोनों पैरों की अँगुलियाँ तथा अँगूठों को आगे की ओर धीरे-धीरे बलपूर्वक दबायें। ठीक इसी तरह से अँगुलियों को पीछे की और दबायें। इस स्थिति में पैर नहीं हिलना चाहिए केवल अँगुलियों में ही तनाव आये।

2. एड़ी तथा पूरे पैर के लिए

दोनों पैरों को मिलाते हुए पूरे पंजे को आगे व पीछे दबायें। आगे-पीछे दबाते समय एड़ी का जमीन पर घर्षण होगा। इस उपयोग से कूल्हों तक की सारी नसें खींच जाती हैं अत: साइटिका के दर्द के लिए तथा घुटनों के लिए भी यह बहुत ही उपयोगी है।

3. पंजे के लिए

दोनों पैरों को थोड़ी दूरी पर रखें। पहले बायें पैर के पंजे को वृत्ताकार घुमाते हुए पंजे से शून्य जैसी आकृति बनाये। इस क्रिया को पाँच-सात बार दोहरायें, फिर इसको विपरीत दिशा में करें। इसी प्रकार दूसरे पैर से तथा फिर दोनों पैरों से एक साथ इस अभ्यास को करें।

4. घुटनों तथा नितम्बों के लिए

➤ दायें पैर को मोड़कर बायी टाँग पर रखें, बायें हाथ से दायें पंजे को पकड़े तथा दायें हाथ को दायें घुटने पर रखें। अब दायें हाथ को दायें घुटने के नीचे लगाते हुए घुटने को ऊपर उठाते हुए छाती से लगायें तथा घुटनों को दबाते हुए जमीन पर टिका दें। इसी प्रकार इस अभ्यास को विपरीत बायें पैर को मोड़कर दायी टाँग पर रखकर पूर्ववत् करें। अन्त में दोनों हाथों से पंजों को पकड़कर घुटनों को भूमि पर स्पर्श करायें और फिर ऊपर उठायें। इस प्रकार 8-10 बार इस प्रक्रिया को दोहरायें।

➡ **Butterfly यानी तितली आसनः** दोनों पैर घुटनों से मोड़कर पैर को तलवों को आपस में सटाकर जाँघों को जोड़ के पास लायें तथा तितली के पंखों की भाँति घुटनों को ऊपर नीचे चलायें। कम से कम दो-तीन मिनट तक लगातार इस क्रिया को करें। नितम्ब के जोड़ को स्वस्थ करने के लिए तथा वहाँ बढ़ी हुई चरबी को कम करने के लिए यह अभ्यास उत्तम है। इससे पद्मासन करने में भी सुगमता होगी। महिलाओं के लिए यह व्यायाम खास तौर से उपयोगी है।

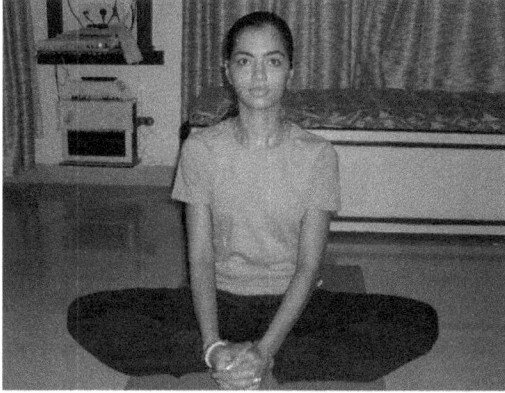

➡ **पीठ के लिएः** दोनों हाथों से एक-दूसरे हाथ की कलाई पकड़कर ऊपर उठाते हुए सिर के पीछे ले जायें। श्वास को अन्दर भरते हुए दायें हाथ से बायें हाथ को दायीं ओर सिर के पीछे से खींचे। गरदन एवं सिर स्थिर रहे। फिर श्वास छोड़ते हुए हाथों को ऊपर ले जायें। इसी प्रकार दूसरी ओर से इस क्रिया को करें।

➡ **कोहनी के लिएः** पहले दोनों हाथों की हथेलियों को ऊपर की ओर करते हुए हाथों को सामने फैलायें। अब कोहनी को मोड़ते हुए अँगुलियों से कन्धों का स्पर्श करें। फिर धीरे-धीरे सीधा करें। फिर इसी अभ्यास को पार्श्व भागों में (दोनों साइड) हाथों को दोनों और कन्धो के समानान्तर फैलाकर भी करें।

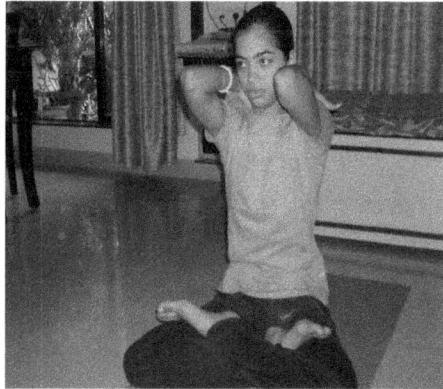

➡ **गरदन के लिएः** सीधे बैठकर गरदन को दायीं ओर घुमाते हुए पहले दायें

कन्धे से लगायें। इसी तरह बायें कन्धे से लगायें। इसके पश्चात् गरदन को आगे की ओर झुकाते हुए ठोड़ी को छाती से लगायें, फिर धीरे-धीरे पीछे की तरफ यथाशक्ति झुकायें। अन्त में गरदन को वृत्ताकार में दोनों दिशाओं में क्रमश: घुमाना चाहिए।

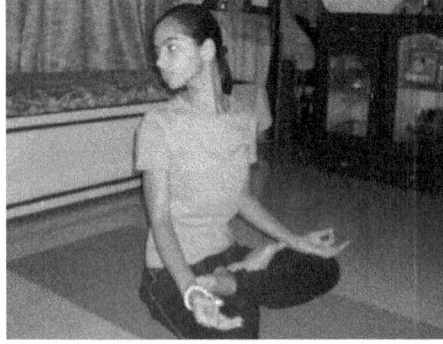

शरीर को सही ढंग में बीमारी से दूर रखना हो, तो बहुत जरूरी है कि आप अपने पेट को साफ रखें। अधिकांश लोगों की बीमारी का मुख्य कारण यही है। अगर पेट साफ नहीं रहेगा, तो आप असंख्य बीमारियों के शिकार बन जायेंगे।

सूक्ष्म व्यायाम के बाद बढ़ते हैं, अगले महत्त्वपूर्ण पड़ाव की ओर। इसमें हमने कुल 10 अभ्यास को शामिल किया है। यह दस अभ्यास न केवल आपका मोटापा कम करेंगे, बल्कि आपको चुस्त-दुरुस्त भी बनायेंगे। इसमें तीन अभ्यास बैठकर, दो खड़े होकर तथा पाँच लेटकर करने वाले हैं। योग अथवा अभ्यास करने से पूर्व जरूरी है कि आप अपने शरीर को थोड़ा उछल-कूद या थोड़ा दौड़ कर गरमाहट पैदा कर लें।

1. पादवृत्तासन

जमीन पर सीधे लेट जायें। दोनों पैर सटे हुए तथा एकदम सीधे रखें। दोनों हथेलियाँ साइड में रहें तथा जमीन से चिपकी रहें। अब पहली स्थिति में दायें पैर को ऊपर उठायें तथा एक बड़ा शून्य बनाते हुए घड़ी की दिशा में घुमायें। इस प्रकार भूमि पर बिना टिकाये ही 5 से 10 बार घुमायें। कोशिश करें कि आपकी टाँगे मुड़ने न पायें।

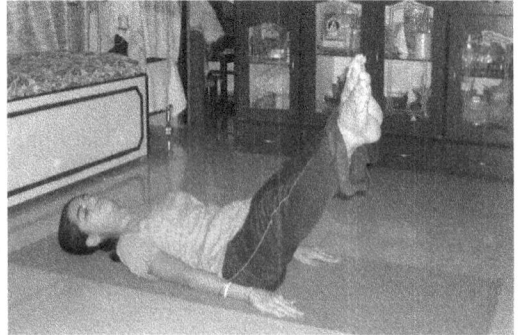

एक दिशा में घुमाने के बाद थोड़ा-सा विश्राम कर लें। लम्बी साँस लें। फिर दूसरी दिशा में यानी घड़ी के विपरीत (एण्टी क्लॉक वाइज) वृत्ताकार घुमायें। थकने पर थोड़ा विश्राम करें।

अब आप बायें पैर को ऊपर उठायें तथा ठीक वैसे ही घड़ी की दिशा में एक बड़ा-सा शून्य बनायें। 5 से 10 बार करने के बाद विपरीत दिशा में उसी पैर को घुमायें।

एक-एक पैर से करने के बाद दोनों पैरों को एक साथ उठायें तथा पहले घड़ी के दिशा में पाँच बार कम से कम करें। पाँव को नीचे रख कर विश्राम करें। लेकिन केवल दो लम्बी साँस लेने-छोड़ने तक। टाँगों को दोबारा फिर उठायें तथा अब घड़ी के विपरीत यानी एण्टी क्लाक वाइज घुमायें।

➡ इस आसन से अतिरिक्त बढ़े हुए भार को काफी हद तक कम किया जा सकता है।

➡ जंघा, नितम्ब एवं कमर के बढ़े हुए मेद (वज़न या फैट) को निश्चित रूप से दूर करता है तथा पेट को हलका एवं सुडौल बनाता है।

2. पेट तथा कमर के लिए चक्की आसन (Grinding)

➡ दोनों पैरों को सामने खोलें। इन्हें एक-दूसरे के साथ मिलाकर रखें। दोनों हाथों की अँगुलियों को एक-दूसरे में डालते हुए सामने दोनों पैरों के ऊपर रखें। दायीं ओर से बायीं ओर हाथों को इस तरह से घुमायें कि कमर को झुकाते हुए, पैर की

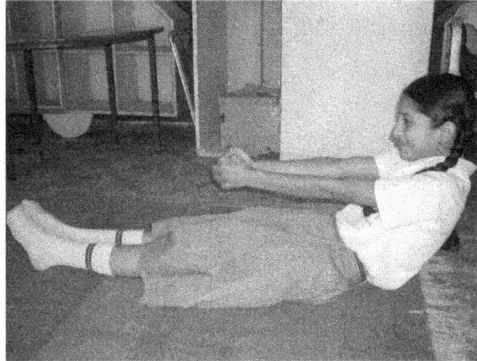

अँगुलियों से हाथ छूते हुए वृत्ताकार में घूमें। जब जंघाओं पर हाथ आयें, तो कमर को पूरा पीछे की ओर जाने दें। पैरों को स्थिर रखें, इसी तरह दूसरी ओर इस क्रिया को दोहरायें। इस तरह से आप चक्की चलाने जैसे क्रिया करें। इसमें एक बात का ध्यान रखें कि आपकी कोहनियाँ मुड़ने न पायें। इससे कूल्हों, कमर कन्धों पेट तथा नितम्बों से मेद (चरबी) घटेगी।

पहले माताएँ व बहनें अपने खाने का आटा खुद घर में ही पीसा करती थीं। यही कारण था कि वे स्वस्थ रहती थीं तथा मोटापा उनके पास नहीं फटकता था। लेकिन इसके विपरीत आजकल अधिकांश औरतें चिप्स तथा अन्य तली हुई चीजें खाती रहती

हैं तथा बैठे-बैठे टीवी सीरियल देखती रहती हैं, फिर इण्टरनेट पर बैठी रहती हैं। दोपहर को खाना खाकर सो जाती हैं तथा श्रम करने से परहेज करती हैं। ध्यान रहे कि अगर घर में श्रम काम वाली बाई करेगी तो स्वस्थ भी वही रहेगी।

- **कटि सौन्दर्य आसनः** कटि कमर को कहते हैं अतः कमर से वज़न कम करके उसे सुन्दर बनाने वाला यह आसन है- कटि सौन्दर्य आसन। कमर, कमर ही रहे, कमरा न बन जाये, इस हेतु यह आसन है। इसमें पैरों को आगे खोल लें। दोनों हाथों को कन्धो के समकक्ष सामने उठाकर रखें। फिर दायें हाथ से बायें पैर के अँगूठे को पकड़े या पकड़ने की कोशिश करें, तथा बायें हाथ को पीछे की ओर घुमाते हुए पर्वताकार में ऊपर सीधी रखें, गरदन को भी बाई ओर घुमाते हुए पीछे की ओर देखें। इसी प्रकार दूसरी ओर से करें।

इन दोनों अभ्यासों से-

- कमर दर्द दूर होता है
- पेट स्वस्थ होता है।
- कमर की बढ़ी हुई चरबी कम होती है।

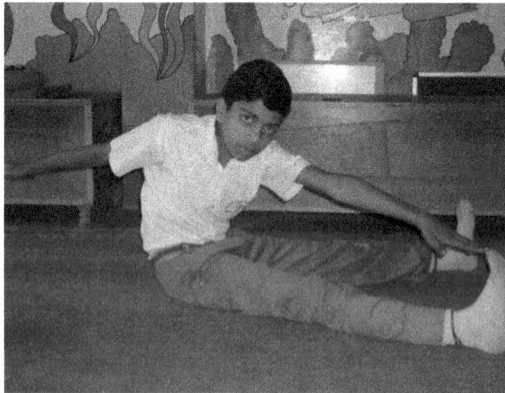

3. पशुविश्राम आसन

- दण्डासन में बैठकर बायें पैर को इस प्रकार मोड़ कर रखें कि पैर का पंजा बाहर की ओर हो तथा एड़ी नितम्ब से लगी हुई हो।
- दायें पैर को मोड़कर उसका पंजा बायी जाँघ से लगाकर रखें।
- साँस अन्दर भरते हुए दोनों हाथों को ऊपर उठायें तथा श्वास बाहर छोड़ते हुए दायीं ओर झुक जायें, सिर तथा हाथ भूमि पर टिक जाने दें। श्वास अन्दर लेते हुए वापस हाथों को ऊपर लायें तथा श्वास बाहर छोड़ते हुए

बायीं ओर झुक जायें। नीचे झुकते तथा ऊपर उठते हुए हाथों कों कानों से लगाकर सीधा रखें।

➡ इसी प्रकार पैर बदलकर इस आसन का दूसरी तरफ से अभ्यास करें।

➡ इस आसन को करने से पेट, कन्धे, कूल्हों की कसरत होकर चरबी कम होती ही है, कमर के पिछले हिस्से में उभरी चरबी को कम करने के लिए यह आसन विशेष रूप से उपयोगी है।

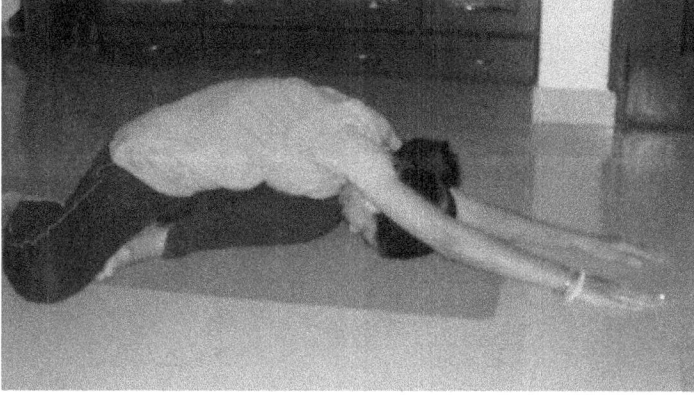

खड़े होकर करने वाले आसन

1. कोणासन

➡ पैरों को लगभग डेढ़ से दो फीट के अन्तर पर रखते हुए सीधे खड़े हो जायें।

➡ साँस भीतर लेते हुए दायें हाथ से बायें पैर के पंजे का स्पर्श करें तथा बायें हाथ को ऊपर उठाकर दायीं ओर यथाशक्ति झुकायें। एड़ी एवं पंजे पूरी तरह से जमीन पर टिके हुए हों। शरीर को केवल पार्श्व भाग से मोड़ना है, आगे एवं पीछे होते हुए नहीं झुकाना चाहिए। इस स्थिति में लगभग 4 से 6 सेकंड तक रहें। इस प्रक्रिया को कम से कम 5-6 बार अवश्य करें और लय में करें।

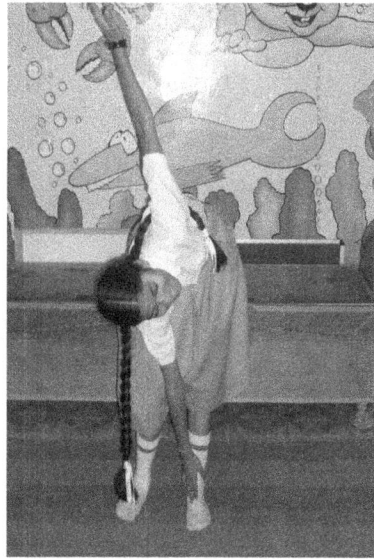

➡ इसी प्रकार हाथ बदल कर बायें हाथ से दायें पैर के पंजे का स्पर्श करें।

कमर की चरबी को कम करने के साथ-साथ कमर, पसलियों के दर्द तथा फेफड़ों की कमजोरी आदि में तथा विशेषकर महिलाओं के लिए यह आसन विशेष उपयोगी है।

2. तिर्यक ताड़ासन

सीधे खड़े होकर दोनों हाथों की अँगुलियों को आपस में डालते हुए सिर पर रखें। अब हाथों को ऊपर ले जाकर हथेलियो को ऊपर की ओर खींचकर हथेलियों को आसमान की ओर रखें। पैरों में एक फीट का फासला होना चाहिए।

➡ अब साँस को अन्दर भरते हुए दायीं ओर बिना आगे-पीछे झुके, जितना झुक सकते हों, हाथों को झुकायें। कोहनियों से हाथ मुड़ने नहीं चाहिए। साँस को बाहर छोड़ते हुए सिर के ऊपर हाथों को ले आयें। इसी प्रकार बायीं ओर से करें। इसी प्रकार इस प्रक्रिया को कम से कम 5-5 बार करें।

अगर आप सोने के लिए सात-आठ घण्टे निकाल सकते हैं, तो आधा घण्टा शरीर के लिए भी निकाल सकते हैं।

अर्ध हलासन

➡ पीठ के बल लेट जायें। हथेलियाँ भूमि की ओर, पैर सीधे, पंजे मिले हुए हों।
➡ दाये पैर को ऊपर उठायें, 900 तक ले जाने की कोशिश करें। टाँग मुड़े नहीं।
➡ अब दूसरे पैर को उठायें। ठीक पहले की तरह टाँग को बिना मोड़े पैर का आसमान की तरफ ले जायें।
➡ इसे 3-3 बार करें।
➡ अब दोनों पैरों को एक साथ उठायें और ऊपर ले जायें।
➡ इस प्रक्रिया को भी कम से कम चार बार दोहरायें।
➡ घुटने सीधे तथा पंजे तने हुए रखें।

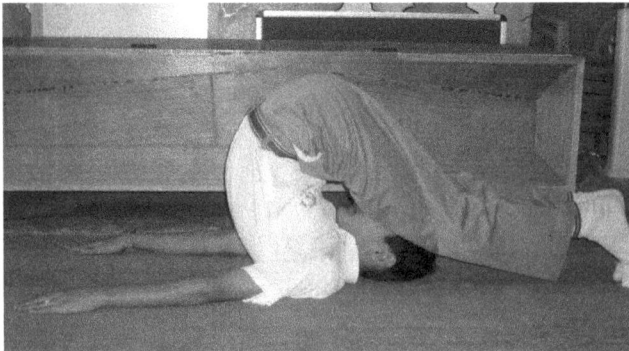

द्वि चक्रिकासन (साइक्लिंग)

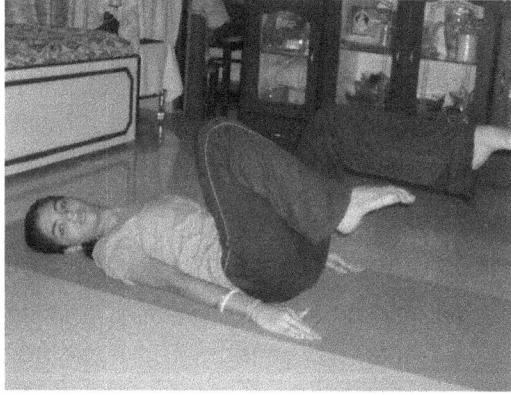

- पीठ के बल सीधे लेट जायें। हथेलियों को नितम्बों के नीचे रखें, साँस को रोककर एक पैर को पूरा ऊपर उठाकर घुटने से मोड़कर एड़ी नितम्ब के पास गोलाकार (साइकिल चलाने की तरह) घुमाते रहें। 10 से 15 बार अपनी शारीरिक क्षमता के अनुसार इसकी आवृत्ति करें
- इसी प्रकार दूसरे पैर से इस क्रिया को करें। पैरों को बिना जमीन पर टिकायें इस प्रक्रिया को करते रहें। पैरों से गोला बनायें। इसे भी आप 10-12 बार कर सकते हैं।
- जब आप थक जायें तो पैरों को नीचे टिकाकर कुछ समय के लिए विश्राम करें तथा इसी प्रक्रिया को 10-12 बार विपरीत स्थिति में दोहरायें।
- अगली स्थिति में जाने के लिये आपकों दोनों पैर एक साथ उठाने पड़ेंगे। ऐसा सोचें कि आपके अपने दोनों पैर साइकिल के एक पैडल पर रखे हुए हैं। अब इस पैडल को घुमाते हुए पैरों को छाती से छू करके ले जायें तथा एक बड़ा शून्य बनाने की कोशिश करें। आप इस प्रक्रिया को 5-7 बार कर सकते हैं। ऐसा करने के बाद दो लम्बी साँसो तक विश्राम करें, फिर इस प्रक्रिया को विपरीत दिशा में दोहरायें यानी उल्टी पैडलिंग करें। जिन्हें कमर में दर्द, हर्निया एवं हृदय रोग हो, वे दोनों पैरों से एक साथ न करें।
- मोटापा घटाने के लिए ये बेहतरीन आसन मैंने आपको बतायें हैं। इनका निरन्तर अभ्यास करने से निश्चित रूप से बढ़े हुए अनावश्यक भार को कम किया जा सकता है। ये आसन पेट को सुडौल बनाते हैं। आँतों को सक्रिय करते हैं। कब्ज, अम्लपित्त आदि की निवृत्ति करते हैं। इनसे आँतों के अन्दर वर्षों से जमा कचरा, मल मूत्र एवं पसीने द्वारा शरीर से बाहर हो जाता है तथा शरीर में एक आभा आ जाती है।
- आसनों को करने के बाद जब शरीर थक जाये, तो कुछ देर के लिए शवासन (मुरदे की स्थिति) में लेटकर विश्राम करें, फिर बायीं या दायीं करवट बदल कर उठ जायें।

ध्यान रहे कि आप सीधे नहीं उठेंगे, तुरन्त पंखे के सामने या वातानुकूलित कमरे में नहीं जायेंगे तथा न तो तुरन्त ठण्डा पानी पीयेंगे और न ही नहाने की कोशिश करेंगे। यदि आपको प्यास लगे, तो आप बिना शक्कर का नींबू पानी ले सकते हैं। अगर आप गलती से मीठा पानी या कोई Health drink (स्वास्थ्य वर्द्धक पेय) लेने के अभ्यस्त हैं, तो इस आदत को त्याग दें, क्योंकि 'मीठा' वज़न कम करने में एक बड़ी बाधा है।

शवासन या योग निद्रा

शव की तरह लेटने या पड़े रहने के कारण इस आसन का नाम 'शवासन' पड़ा है।

➡ पीठ के बल सीधे लेट जायें। अपने दोनों पैरों में लगभग एक फुट का अन्तर रखें। आपके दोनों हाथ खुले तथा हथेलियाँ आसमान की तरफ हों। आँखे बन्द कर लें तथा पूरे शरीर को तनावरहित अवस्था में ले जायें। लम्बी साँस खींचे और फिर धीरे-धीरे बाहर छोड़ें। अब पाँव के अँगूठे पर ध्यान ले जायें तथा सोचें कि आपके पैर का अँगूठा पूरी तरह से तनावमुक्त हो चुका है। ठीक इसी तरह हर अंग पर ऊपर की ओर ध्यान ले जायें और पूरे शरीर को तनावमुक्त करें। ऐसा करने से हमें शारीरिक एवं मानसिक आराम मिलता है, जिसके कारण मानसिक तनाव (डिप्रेशन), उच्च रक्त चाप, हृदयरोग तथा अनिद्रा आदि बीमारियों का स्वतः ही उपचार हो जाता है।

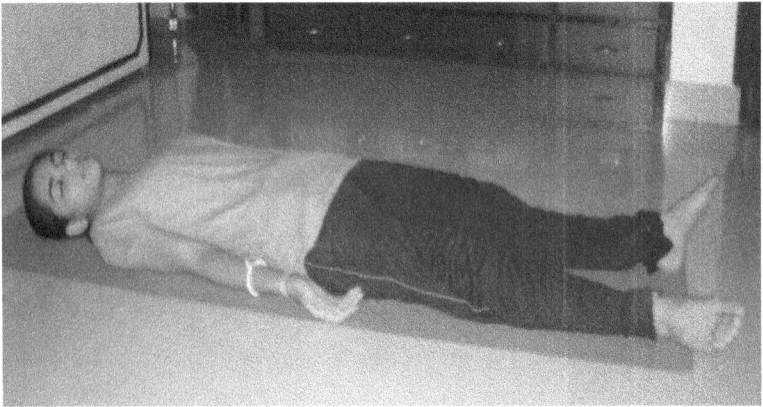

तीव्र ध्यान तालिका

सूक्ष्म व्यायाम

1. पैरों को चक्र में घुमायें।
2. पैरों की अँगुलियों को मोड़ें।
3. पैरों को मिलाकर फिर दूर-दूर रखकर घुमायें।

4. एक टाँग को मोड़कर फिर दूसरी को छाती से तथा जमीन से लगायें।
5. तितली आसन (Butterfly)
6. सिर के ऊपर दोनों हाथों की कलाइयाँ पकड़कर दायें-बायें खींचें।
7. गरदन के लिए सिर को दायें-बायें दबाव डालें।

आसन

1. पादवृत्तासन
2. चक्की आसन (Grinding)
3. कटि सौन्दर्यासन
4. पशु विश्राम आसन
5. कोणासन
6. तिर्यक ताड़ासन
7. अर्द्धहलासन
8. द्वि चक्रिकासन
9. अन्त में शवासन

❦

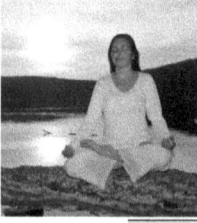

मोटापा-निवारण प्राणायाम से

मैं पहले भी आपको इस बात से अवगत करा चुका हूँ कि आज शारीरिक श्रम के अभाव में हम विकृत मोटापे के शिकार होते जा रहे हैं। आज देश के 35 से 40% युवा मोटापे की चपेट में हैं और समझने वाली बात यह है कि अधिकांशत: शहरी लोग मोटे हैं। आज दुनिया के 18-20 प्रतिशत बच्चे भी इसकी चपेट में आ चुके हैं।

मोटापा होने के मुख्य कारण निम्नलिखित हैं

1. शारीरिक श्रम का अभाव

2. थायराइड की समस्या

3. ज्यादा खाना बार-बार खाना तथा पानी कम पीना

4. मीठे का अधिक प्रयोग करना

इन सब से मोटापा आता है और मोटापा आने से हृदय, यकृत, गुरदे, पैंक्रियाज की बीमारियाँ तो आती ही हैं, सारा ही घुटनों पर बोझ बढ़ता है, जिससे आर्थ्राइटिस की सम्भावना बढ़ती है। पेट बढ़ने से कमर झुक जाती है। अत: कमर को सताने वाला दर्द भी शुरू हो जाता है।

हम बात तो करते हैं, शारीरिक श्रम की, लेकिन क्या आज हर व्यक्ति के पास इतना वक्त एवं जगह है? अधिकांश व्यक्ति हमेशा सफर में रहते हैं। वायुयान में ही समय गुजर जाता है। ऐसे व्यक्तियों के लिए उचित खान-पान एवं चमत्कारी प्राणायाम एक आशा की किरण नहीं, बल्कि प्रकाश पुंज है।

अष्टांग योग के आठ महत्त्वपूर्ण अंग हैं

1. यम

2. नियम

3. आसन

4. प्राणायाम

5. प्रत्याहार

6. धारणा

7. ध्यान

8. समाधि

एक बात स्मरण रखें कि योग में 'वरदान' देने की कोई जगह नहीं है और जो देते हैं, वे भ्रमित करते हैं अर्थात् ढोंगी हैं। भिखमंगों के लिए भी यहाँ प्रवेश वर्जित है। यहाँ कोई भाई-भतीजावाद नहीं है, जिससे कोई गुरु, पण्डा, मौलवी-पादरी आदि वितरण में अपने चहेतों का भलाकर सकें। यह तो खुले ज्ञान की लूट है। जितना लूट सकते हो लूट लो।

ऊपर दिये गये योग के आठों अंग वैसे तो महत्त्वपूर्ण हैं, लेकिन यहाँ पर हम विशेष रूप से प्राणायाम एवं उसकी उपयोगिता चर्चा करेंगे।

हमारा वायुमण्डल अनेक गैसों का भण्डार है। मनुष्य एवं प्राणी जगत् के लिए इस वायुमण्डल में महत्त्वपूर्ण यानी प्राणवायु ऑक्सीजन। इस ऑक्सीजन का वांछित मात्रा में शरीर के लिए उपयोग करना ही प्राणायाम का उद्देश है। हमारे वायुमण्डल में लगभग 20 % प्राणवायु है, लेकिन मनुष्य इतना कंजूस तथा आलसी है कि सिर्फ 4 % को ही ग्रहण करता है।

पित्तः पंगु कफः पंगु पंगवो मलधातवः
वायुना यत्र नीयन्ते तत्र गच्छन्ति मेघवत्।।
पवन स्तेषु बलवान् विभागकरणान्मतः।
रजोगुणमयः सूक्ष्मः शीतो सुक्षो लघु रचलः।

शार्गंधरसशिता 5-25ध 26

अर्थात् 'पित्त कफ की अन्य धातुएँ तथा मल- ये सब पंगु हैं अर्थात् एक स्थान से दूसरे स्थान तक स्वयं नहीं जा सकते हैं। इन्हें शरीर में एक स्थान से दूसरे स्थान तक वायु ही लेकर जाती है। जैसे आकाश में वायु बादलों को इधर-उधर ले जाती है। अतः इन तीनों दोषों यानी वात, पित्त एवं कफ (Anabolism, Catabolism and Metabolism) में वात (वायु) ही बलवान है, क्योंकि यह सब धातु मल आदि का विभाग करने वाला और रजोगुण से युक्त सूक्ष्म अर्थात् समस्त शरीर के सूक्ष्म छिद्रों में प्रवेश करने वाला, शीतवीर्य, रूखा, हलका और चंचल है।'

उपनिषदों में प्राण को 'ब्रह्म' कहा है। प्राण शरीर के कण-कण में विद्यमान है। शरीर की कर्मेन्द्रियाँ तो विश्राम भी कर लेती हैं, किन्तु यह प्राणशक्ति निरन्तर अपना कार्य करती रहती है। जब तक यह प्राणवायु शरीर में दौड़ती रहती है, मनुष्य जिन्दा रहता है। यह एक अदृश्य एवं महान् शक्ति है, जिससे हमारा भौतिक शरीर (Physical Body) एवं प्राणायम शरीर (Ethical Body) कार्य करते हैं। प्राण की ऊर्जा से ही आँखों में दर्शन शक्ति, कानों में श्रवण शक्ति, नासिका में सूँघने की शक्ति, वाणी में सरसता, मुख पर आया ओज व तेज, मस्तिष्क में ज्ञान-शक्ति व उदर में पाचन शक्ति है।

प्राणायाम करना केवल श्वास का लेना और छोड़ना मात्र नहीं होता बल्कि

वायु के साथ ही प्राणशक्ति या जीवन शक्ति (Vital force) को भी लेना होता है। यह जीवन शक्ति सर्वत्र व्याप्त है, सदा विद्यमान रहती है। इसे ही हम ईश्वर, God या अल्लाह आदि नामों से जानते हैं। यह परम शक्ति तो एक ही है और उससे ठीक से जुड़ना और जुड़े रहने का अभ्यास ही प्राणायाम है।

प्राणायाम की वैज्ञानिकता

'प्राणायाम' शरीर में साँस लेने एवं निकालने की एक प्रक्रिया है, जिससे हमारे फेफड़े बलिष्ठ होते हैं, रक्त संचार की व्यवस्था सुधरने से समग्र आरोग्य एवं दीर्घ आयु का लाभ मिलता है। शरीर विज्ञान के अनुसार मानव के दोनों फेफड़े साँस को अन्दर भरने के यन्त्र हैं, जिनमें भरी हुई वायु शरीर में रक्त का शोधन करती है तथा कार्बन डाइआक्साइड के रूप में बेकार वायु को शरीर से बाहर करते हैं।

साँस ठीक न ले पाने के कारण हम अपने फेफड़ों के लगभग एक तिहाई भाग का ही इस्तेमाल कर पाते हैं, शेष तीन-चौथाई भाग लगभग निष्क्रिय पड़ा रहता है। बनावट के रूप से अगर देखें, तो हमारे फेफड़े मधुमक्खी के छत्तों की भाँति बने होते हैं। इनमें लगभग आठ करोड़ कोष्ठक होते हैं। साँस ठीक से न ले पाने के कारण हम केवल एक तिहाई यानी 2 करोड़ कोष्ठकों का ही उपयोग कर पाते हैं, शेष पाँच करोड़ छिद्र प्राणवायु न पहुँचने की वजह से निष्क्रिय पड़े रहते हैं। परिणामस्वरूप इनमें मल, कचरा आदि जमा होने लगता है, जिससे क्षय रोग (टी.वी.), खाँसी, ब्रांकाइटिस आदि भयंकर रोग लग जाते हैं।

साधारणत: हमारा स्वास्थ्य एवं जीवनकाल इस बात पर निर्भर करता है कि हम कितने बेहतर ढंग से साँस ले सकते हैं या लेते हैं। हम जितनी लम्बी गहरी साँस लेंगे, उतना ही हमारा जीवन काल लम्बा होगा। मैं यहाँ कुछ पक्षियों तथा जानवरों की साँस की गिनती एव जीवनकाल का आँकड़ा आपके सामने रख रहा हूँ।

प्राणी	*एक मिनट में साँसें*	*प्राणी*	*एक मिनट में साँसें*
कबूतर	34	बकरी	24
चिड़िया	30	बिल्ली	24
बत्तख	22	साँप	19
बन्दर	30	हाथी	22
कुत्ता	29	मनुष्य	15
सूअर	30	कछुआ	05
घोड़ा	26		

कछुआ कम साँसे लेता है, अत: दीर्घायु होता है तथा 400 वर्षों तक जीता है। एक सामान्य मनुष्य 1 मिनट में 15 बार साँस लेता है, लेकिन प्राणायाम का नित्य अभ्यासी इस गिनती को शुरू में आठ तथा बाद में चार तक ले आ सकता है। यही कारण है कि योगी 400 वर्षों तक की लम्बी आयु प्राप्त कर सकता है।

प्राणायाम के कुछ नियम

1. कोशिश होनी चाहिए कि प्राणायम् शुद्ध वातावरण में किया जाये।
2. जहाँ प्रदूषण अधिक है, वहाँ पर यदि घी का दीपक जलाया जाये, तो वातावरण शुद्ध हो जाता है।
3. प्राणायाम के लिए सिद्धासन, वज्रासन या पद्मासन में बैठना चाहिए।
4. योगासन की तरह प्राणायाम भी भूखे या खाली पेट किया जाता है। खाना खाने के 4-5 घण्टे बाद किया जा सकता है।
5. प्राणायाम का अर्थ केवल पूरक, कुम्भक व रेचक ही नहीं, बल्कि साँस और प्राणों की गति को सन्तुलित और नियन्त्रित करते हुए मन को भी स्थिर व एकाग्र करने का अभ्यास करना है।
6. प्राणायाम का अभ्यास धीरे-धीरे, बिना किसी जल्दीबाजी के, धैर्य के साथ करना चाहिए।

यथा सिंहो गजो व्याघ्रो भवेद् वश्य: शनै: शनै:।
तथैव वश्यते वायु: अन्यया हन्ति साधकम्।।

अर्थात् 'सिंह, हाथी या बाघ जैसे हिंसक जंगली प्राणियों को बहुत धीरे-धीरे अति सावधानी से वश में किया जाता है। उतावली करने से ये प्राणी हमला कर प्रशिक्षक को हानि भी पहुँचा सकते हैं। इसी प्रकार प्राणायाम को धीरे-धीरे बढ़ाते रहना चाहिए।'

मुख्य रूप से प्राणायाम

- भस्त्रिका प्राणायाम
- कपालभाति प्राणायाम
- अग्निसार प्राणायाम
- वाह्य प्राणायाम
- अनुलोम-विलोम प्राणायाम
- भ्रामरी प्राणायाम
- उद्‌गीत प्राणायाम
- उज्जायी प्राणायाम

1. भस्त्रिका प्राणायाम

किसी भी सुविधाजनक आसन में बैठकर दोनों नसिकाओं से श्वास को पूरा अन्दर डायाफ्राम तक भरना तथा बाहर भी पूरी तरह से छोड़ना भस्त्रिका प्राणायाम कहलाता है। प्राणायाम को सम्भवत: आँखे बन्द करके अर्न्तमुखी होकर करना चाहिए। मन में सोचें कि मोटापा बाहर जा रहा है और दिव्यता भीतर आ रही है। प्राणायाम तेजी से नहीं करना चाहिए। इसे जागरूकता एवं प्रसन्नता के साथ करना चाहिए। हृदय रोगी एवं उच्च रक्त चाप वालों को धीरे-धीरे आराम से करना चाहिए। इसे 2-3 मिनट के लिए करें।

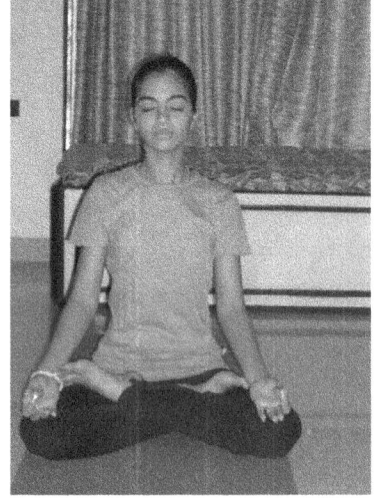

2. कपालभाति प्राणायाम

कपाल का अर्थ है- मस्तिष्क और गति का अर्थ होता है- दीप्ति आभा, तेज, प्रकाश आदि। कपालभाति को कलयुग की संजीवनी भी कहा गया है क्योंकि यह सब रोगों का नाश करती हैं, तथा मोटापे का तो विशेष दुश्मन है। यदि दोनों समय सही ढंग से 20-20 मिनट तक किया जाये तो, एक ही दिन में यह 200 ग्राम तक वज़न तोड़ सकता है।

इसमें साँसों को झटके के साथ बाहर फेंका जाता है तथा पेट को भीतर खींचा जाता है। साँस भीतर लेने का प्रयास न करें केवल बाहर फेंकते जायें, भीतर अपने आप जायेगा। एक सेकंड में एक झटका। मेरुदण्ड बिल्कुल सीधी रहनी चाहिर।

इसे बड़े आपरेशन के बाद छ: महीने तक न करें। गर्भवती महिलायें न करें। गर्भावस्था के बाद करें तो पेट के विकार नहीं होंगे।

इस प्राणायाम से भूख पर भी नियन्त्रण होता है तथा मन पर भी संयम रखने में मदद मिलती है। सकारात्मक विचार आते हैं। ध्यान रहे कि पीजा, बर्गर, कोल्ड ड्रिंक न लें।

सुबह लौकी का Juice (जूस) पीयें, गरम पानी पीयें, अंकुरित अन्न लें, फल खायें। मांसाहार से दूर रहें। ऐसा करने पर आप बीस दिन में 5-6 किलो तक वज़न कम कर सकते हैं। यह कोई पुस्तकों की बात नहीं है। करो और पाओ वाली बात है।

3. अग्निसार क्रिया

अग्निसार क्रिया में साँस को बाहर निकालें। अब खाली पेट को तेज-तेज भीतर

बाहर करें तथा साँस को बाहर ही रोक कर रखें। यथाशक्ति करें। फिर साँस को अन्दर भरें तथा बाहर छोड़कर पुनः इस प्रक्रिया को दोहरायें। इसे आप तीन से पाँच बार कर सकते हैं। प्रारम्भ में आपको पेट के कमजोर या रोगग्रस्त भाग में हल्का दर्द हो सकता है।लेकिन यह धीरे-धीरे ठीक हो जायेगा। किसी प्राणायाम को तनाव में न करें। चेहरे को न बिगाड़े, एक दम सहज होकर करें।

4. बाह्य प्राणायाम

इस प्राणायाम में साँस को बाहर फेंकते हुए पेट को भीतर खींचते हुए, त्रिबन्ध लगायें। पहला बन्धन पेट को भीतर खिंचा हुआ, दूसरा बन्धन अपनी ठुड्डी (chin) को छाती से छुआयें तथा तीसरा बन्धन नाभि के नीचे भाग को ऊपर खींचे। यह तीनों एक साथ होने चाहिए यथाशक्ति साँस को बाहर रोक कर रखें। फिर साँस लें तथा प्रक्रिया का दोहरायें। इसे कम से कम 3 से 5 बार करना चाहिए। इस प्राणायाम से पूरे शरीर का वज़न कम होता है। यह एक वैज्ञानिक प्रक्रिया है।

5. अनुलोम-विलोम

दायीं नासिका को बन्द करें तथा बायीं नासिका से साँस भीतर खींचे। पूरा साँस भर लेने के बाद बायीं नासिका को बन्द करें तथा दायीं नासिका से साँस को सहजता से बाहर छोड़ दें। फिर दायीं नासिका से साँस लें तथा बायीं नासिका से बाहर छोड़ें। इस प्रक्रिया को 03 से 05 मिनट तक करें। यह पूरे शरीर से मोटापे को कम करता है, हृदय गति को सामान्य करता है, रक्त चाप को नियन्त्रित करता है तथा तनाव को भी कम करता है।

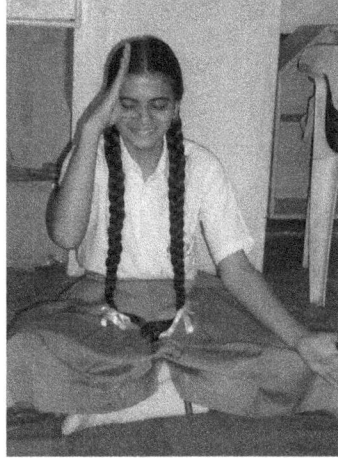

6. उज्जायी प्राणायाम

इस प्राणायाम में साँस को भीतर भरते हुए गले को सिकोड़ते हैं और जब गले को सिकोड़कर साँस को भीतर भरते हैं, तब जैसे खर्राटे लेते समय गले को सिकोड़कर साँस को भीतर भरते हैं, तब जैसे खर्राटे लेते समय गले से आवाज होती है, वैसे ही इसमें पूरक करते हुए कण्ठ से ध्वनि होती है। ध्यानात्मक आसन में बैठकर दोनों नासिकाओं से हवा भीतर खींचें। कण्ठ को थोड़ा संकुचित करने से हवा का स्पर्श गले में अनुभव होगा। हवा का घर्षण नाक में नहीं होना चाहिए। कण्ठ में घर्षण होने से ध्वनि उत्पन्न होगी। इसे 3 से 5 बार करें। गले के स्वर तन्तुओं के लिए यह विशेष प्राणायाम है। इस प्राणायाम से सर्दी, खाँसी, जुकाम, टाँसिल, अनिद्रा, मानसिक तनाव व रक्तचाप

आदि तो ठीक होता ही, है। साथ ही थायराइड पर नियन्त्रण पाने के लिए यह सबसे अच्छा प्राणायाम है। थायराइड ठीक होने से मोटापे पर भी आसानी से नियन्त्रण पाया जा सकता है।

7. भ्रामरी

अन्त में भ्रामरी प्राणायाम करें। साँस भीतर भरकर मध्यमा अँगुलियों से नासिका के मूल में आँख के पास से दोनों ओर से थोड़ा दबायें, मन को माथे के भीतरी आज्ञाचक्र पर केन्द्रित रखें। अँगूठों के द्वारा दोनों कानों को पूरी तरह से बन्द कर लें। अब भ्रमर (भँवरे) जैसे गूँज करते हुए नाद रूप में साँस को बाहर छोड़ें। पुनः इसी प्रकार आवृत्ति करें। इस तरह इस प्राणायाम को कम से कम तीन बार अवश्य करें। दोनों हाथों को आपस में जोर से रगड़े फिर चेहरे तथा आँखो को ऊष्मा दें तथा आँखे खोल दें।

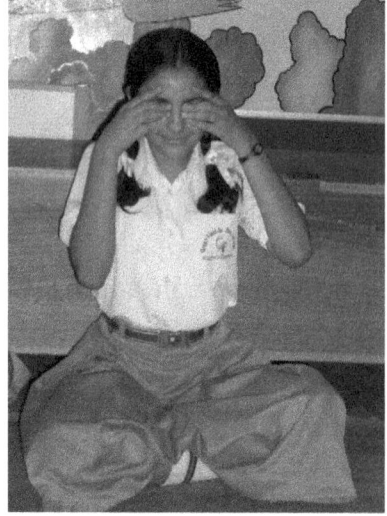

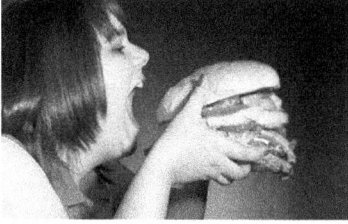

पेट भर खायें साथ में वज़न घटायें केवल एक हफ्ते में

यह दुनिया बहुत सारे अजूबों से भरी हुई है। आज एक तरफ तो लोगों के पास खाना नहीं है। सूख के जिन्दा लोग कंकाल हो रहे हैं, तो दूसरी तरफ लोग खा- खा कर मोटे होते जा रहे हैं। यही नहीं, अपने इस अर्जित मोटापे को कम करने और बीमारियों से बचने के लिए 2-3 किलो वज़न कम करने के लिए 10 हजार रुपये तक दे रहे हैं। इससे कुछ लोगों को कुछ समय के लिए राहत भी मिलती है, लेकिन कुछ तो यहाँ भी ठगे जाते हैं। दरअसल हद से ज्यादा हर चीज बुरी होती है। जहाँ अधिक चरबी तथा मोटापा इनसान के अंगों की कार्यप्रणाली पर दुष्प्रभाव डालता है, वहीं जरूरत से कम शरीर में मांस भी शारीरिक अंगों को सही से काम नहीं करने देता।

मैं यहाँ पर आपको एक ऐसी चमत्कारी खाद्य-संयोजन के बारे में बताने जा रहा हूँ, जिससे आप एक हफ्ते में 5-6 किलो वज़न कम कर सकते हैं, वह भी पेट भर खाते रहने के बाद। यह प्रणाली दरअसल एक लम्बे शोध के बाद ईजाद की गयी है तथा बहुत ही प्रभावशाली है। इससे शरीर का वज़न बिना किसी हानि के कम होता है, साथ ही शरीर से जहरीले पदार्थ भी बाहर निकालने में मदद मिलती है, जो कि कई तरह की बीमारियों को जन्म देते हैं। आशा करता हूँ कि यह तरीका उन सब लोगों के लिए वरदान साबित होगा, जो अपनी सेहत के प्रति जागरूक हैं तथा अपना वज़न नियन्त्रण में रखना चाहते हैं।

सिद्धान्त

सात दिन की योजना दरअसल कुछ इस तरह से काम करती है कि इस दौरान जो कुछ भी खाया जाता है, वह शरीर को इतनी ऊर्जा नहीं देता, जितनी कि उसे हजम करने में खत्म हो जाती है। इस तकनीक को बिना किसी भय के जब चाहें इस्तेमाल किया जा सकता है। यह आपके शरीर को दोषरहित एवं तरोताजा बनाता है। केवल एक सप्ताह बाद ही आप पाँच से छः किलो तक अपना अतिरिक्त वज़न (बोझा) कम करके हलका महसूस कर रहे होंगे। इसके अतिरिक्त आपकी शारीरिक ऊर्जा में कोई कमी नहीं आयेगी, बल्कि आप पहले से अधिक फुर्तीले

हो जायेंगे। इस दौरान आपको एक बात का विशेष ध्यान रखना है और वह यह है कि आपको प्रतिदिन कम से कम 10 –12 गिलास पानी पीना ही है।

पहला दिन

केवल फल

➡ पहले दिन में आपको केवल फल खाने हैं। किसी तरह के अनाज सॉफ्ट ड्रिंक आदि को आप अपने मुँह से आज छुयेंगे तक नहीं। हो सके तो, खरबूजा और तरबूज खायें। वैसे आप फल में कुछ भी खा सकते हैं लेकिन केला नहीं।

➡ आप पूरे दिन को कुछ इस तरह से बाँट सकते है:

1. नाश्ता 8:30–9:00 बजे के बीच

   1–2 गिलास पानी + 1 सेब

2. 10:30–11:00 बजे के बीच

   1–2 गिलास पानी + 1 कटोरी पपीता/तरबूज

3. दोपहर को भोजन 1:00 से 1:30 के बीच

   1–2 गिलास पानी+ एक कटोरी पपीता/तरबूज

4. चाय के समय 4:00–4:30 शाम के बीच

   1–2 गिलास पानी एक सन्तरा/मौसम्मी या चीकू

5. शाम 6:00–6:30 के बीच

   1 गिलास नारियल पानी

6. रात का खाना 8:30–9:00 रात

   1–2 गिलास पानी-एक सेब

वैसे आप केला छोड़कर कोई भी फल ले सकते हैं। उद्देश्य यह है कि फल एवं पानी के सिवा कोई भी चीज शरीर में न जाये।

दूसरा दिन

केवल सब्जियों का दिन

आज दूसरा दिन है और आपको आज केवल पानी पीना है तथा सब्जियाँ खानी हैं।

1. नाश्ता 8:30–9:00 के बीच

   एक उबला हुआ आलू और 1–1–½ गिलास पानी

2. 10:30 से 11 बजे के बीच

   कच्चा पत्ता गोभी एक कटोरी + 1–1–½ गिलास पानी

3. दोपहर का भोजन 1:00–1:30 के बीच

   एक टमाटर + खीरा + ½ चुकन्दर + 1–1–½ गिलास पानी

4. चाय के समय 4:00 से 4:30 के बीच शाम को

   दो टमाटर + 1–1–½ गिलास पानी

5. शाम 6:00 से 6:30 के बीच

   एक गिलास सूप या सब्जी जूस (पालक + टमाटर) + पानी

6. रात का खाना 9:30–10:00 बजे के बीच

   उबली हुई लौकी थोड़ा-सा नमक लगाकर + पानी

वैसे आप कोई भी सब्जी और कितनी भी खा सकते हैं। किसी भी समय आपको भूखा महसूस नहीं होने देना है। हाँ ध्यान रहे कि आप तेल एवं मिर्च मसालों का प्रयोग नहीं करेंगे और न ही नारियल का इस्तेमाल खाने में करेंगे।

तीसरा दिन

आज आपको सब्जियाँ तथा फल मिलाकर इस्तेमाल करने हैं। इनमें से कुछ भी खायें कितना भी खायें। हाँ केला और आलू आज आप इस्तेमाल नहीं करेंगे।

1. नाश्ता 8:30–9:00 के बीच

   गिलास पानी एक सेब

2. 10:30 से 11:00 बजे के बीच

   1–1–½ गिलास पानी तथा एक कटोरी पपीता

3. दोपहर का भोजन 1:00 से 1:30 के बीच

   1–1–½ गिलास पानी तथा 1 खीरा + ½ चुकन्दर

4. चाय के समय 4:00 से 4:30 के बीच शाम को

   1 से 1-½ गिलास पानी तथा एक मौसम्मी या सन्तरा

5. शाम 6:00 से 6:30 तक के बीच

   एक ग्लास पालक तथा टमाटर का जूस या एक चीकू

6. रात का खाना 9:30 से 10:00 बजे के बीच

   1–2 गिलास पानी तथा उबली हुई लौकी नमक मिलाकर

आप केला और आलू को छोड़कर कोई भी फल, सब्जी कभी भी, कितनी भी खा सकते हैं। भूख न रहें।

चौथा दिन

आज आपकी डाइट का चौथा दिन है। अतः आज आपको बिना मलाई का दूध तथा केला आहार में लेना है। दूध में आप शक्कर नहीं डालेंगे।

1. नाश्ता (8:30-9:00 बजे)

   1- ½ गिलास पानी + ½ गिलास दूध + 1 केला

2. प्रातः 10:30 से 11:00 बजे के बीच

   पानी + एक केला

3. दोपहर का भोजन 1:00 से 1:30 बजे के बीच

   पानी + एक गिलास दूध + एक से दो केले

4. चाय के समय 4:00 से 4:30 बजे शाम

   पानी + एक केला

5. शाम 6:00 से 6:30 के बीच

   पानी + एक केला

6. रात्रि भोजन 9:30-10:00 के बीच

   पानी + ½ गिलास दूध + एक केला

आज आपको बिना मलाई एवं बिना चीनी का दूध तथा कम से कम आठ केले खाने हैं।

पाँचवा दिन

आज आपको टमाटर एवं चावल खाने हैं।

1. नाश्ता 8:30-9:00

   कुकर में बने चावल एक कटोरी + 1-1- ½ गिलास पानी

2. 10:30-11:00 बजे के बीच

   2 टमाटर + पानी 1 से 1 ½ गिलास

3. दोपहर 1:00-1:30 बजे के बीच

   एक कटोरी चावल + टमाटर की चटनी + पानी

4. चाय के समय 4:00 से 4:30 बजे के बीच

   2 टमाटर थोड़ा नमक मिला सकते है + पानी

5. शाम 6:00-6:30 बजे के बीच

नींबू और नमक के साथ एक गिलास पानी

6. रात्रि भोजन 9:30 से 10:00 के बीच

उबले हुए चावल एक कटोरी + हलके मसाले + नमक या पानी 1-1 ½ गिलास

पाँचवें दिन का भोजन आपके शरीर में जमा यूरिक एसिड को बाहर कर देगा।

छठा दिन

आज आपका सब्जी और चावल का दिन है। आप अपनी मर्जी अनुसार सब्जी को पकाकर या कच्चा खा सकते हैं।

1. नाश्ता 8:30-9:00 बजे के बीच

   कूकर में बने चावल एक कटोरी तथा पानी

2. 10.30 से 11.00 बजे बजे के बीच

   2 टमाटर तथा पानी

3. दोपहर 1:00 से 1:30 बजे के बीच

   एक कटोरी चावल + सब्जियाँ तथा पानी

4. चाय के समय 4:00 से 4:30 बजे के बीच

   एक खीरा, नमक लगा सकते हैं, तथा पानी

5. शाम 6:00 से 6:30 बजे के बीच

   एक गिलास पानी नींबू तथा नमक के साथ

6. रात्रि भोजन 9:30-10:00 बजे के बीच

   उबला चुकन्दर + खीरा + गाजर + टमाटर + कच्चा बन्दगोभी थोड़ा नमक डाल सकते हैं तथा पानी।

सातवाँ दिन

आज आप चावल सब्जियाँ, फलो का जूस लेंगे

1. नाश्ता 8:30 से 9:00 बजे के बीच

   एक कटोरी उबले चावल (कुकर में) तथा पीने के लिए 1-1 ½ गिलास पानी

2. 10:30 से 11:00 बजे के बीच

   2 टमाटर + पानी

3. दोपहर 1:00 से 1:30 बजे के बीच

   एक कटोरी चावल उबले हुए + सब्जियाँ तथा पानी

4. चाय के समय 4:00 से 4:30 बजे के बीच

   दो छोटे खीरे, थोड़ा नमक लगा सकते हैं तथा पानी पीयें

5. शाम 6:00 से 6:30 बजे के बीच

   एक गिलास मौसम्मी का जूस बिना चीनी और नमक के

6. रात्रि भोजन 9:30 से 10:00 बजे के बीच

   उबला हुआ चुकन्दर + खीरा + गाजर + टमाटर + कच्ची पत्ता गोभी, थोड़ा नमक मिला सकते है तथा पीने के लिए 1–1 ½ गिलास पानी।

दोस्तों कल सुबह तक आप पाँच से छ: किलो वज़न कम कर चुके होंगे। केवल वज़न ही नहीं, अपने शरीर से आप कई जहरीले तत्त्वों को भी निकाल बाहर फेंक चुके हैं। अब आपका शरीर आपके नियन्त्रण में है तथा साफ-सुथरा है। वज़न न भी कम करना हो, तब भी मैं यह कहूँगा कि कभी-कभार इसे अपनाकर अपने शरीर से जहरीले पदार्थों को बाहर त्यागना चाहिए।

ध्यान योग्य अतिरिक्त बातें

1. इस योजना में मुख्य बात यह है कि आपको लगातार 10 बड़े गिलास पानी के प्रतिदिन पीने हैं। आप इनमें नींबू का रस भी मिला सकते हैं। इस दौरान आपको दूध या दूध की चाय या काफी भी नहीं लेनी है। तेल पूरे दिन में एक चम्मच से ज्यादा न लें। सम्भव हो तो तेल न लें तथा सातवें दिन से पहले फलों को जूस भी न लें।

इन सात दिनों में आपके शरीर में होता क्या है?

पहला दिन

इस दिन आप अपने-आपको आने वाले दिनों के लिए तैयार करते हैं। आपके पोषण का एकमात्र साधन ताजे फल हैं। क्योंकि फल एक बेहतरीन प्राकृतिक आहार हैं। आपके शरीर को यह तरो-ताजा रखते हैं।

दूसरा दिन

दूसरे दिन आप अपने आहार में कम्पलेक्स कार्बोहाइड्रेट को आलू के 2 रूप में लेते हैं। सुबह लेने से यह आपके शरीर को ऊर्जा देते हैं तथा सन्तुलन बनाये रखते हैं। दिन के बाकी हिस्से में आप सब्जियाँ लेते हैं, जो कि बिना कैलोरी की होती है तथा रेशेदार भी होती है। यह यह जरूरी पोषक तत्त्व शरीर को देती है।

तीसरा दिन

तिसरे दिन आप आलू को अपने आहार से निकाल देते हैं, क्योंकि आपको कार्बोहाइड्रेट फलों से मिल रहे हैं। अब आपका शरीर अतिरिक्त वज़न को जलाने

के लिए पूरी तरह तैयार हो चुका है। आपको इस समय अन्न लेने की इच्छा होगी, जो कि चौथा दिन आने तक स्वत: ही खत्म हो जायेगी।

चौथा दिन

दूध एवं केले आज आप आहार में लेते हैं। आप बतायी गयी संख्या के अनुसार शायद केले खा भी न पायें। लेकिन यह आपके शरीर के खोये हुए पोटैशियम तथा सोडियम की कमी को पूरा करेंगे। आप स्वयं महसूस करेंगे कि आपकी मीठा या मिठाइयाँ खाने की इच्छा खत्म हो गयी है। आप हैरान होंगे यह देखकर कि आपका दिन कितने आराम से बीत गया।

पाँचवाँ दिन

पके चावल तथा टमाटर यहाँ आपका आहार हैं। चावल से कार्बोहाइड्रेट तथा टमाटर से पाचनतन्त्र सही रहता है तथा रेशे भी मिलते हैं। आज आपको साफ पानी जैसा पेशाब होगा। ज्यादा चावल खाने की कोशिश न करें। हाँ आप छ: टमाटर खा सकते है।

छठा दिन

यह दिन पाँचवे दिन के समान ही होता है। बिटामिन और रेशे सब्जियों से मिल जाते हैं तथा कार्बोहाइड्रेट चावल से। इस समय आपका शरीर पूरी तरह से वज़न कम करने में लगा हुआ है।

सातवाँ एक आखिरी दिन

आप इस दिन को अपनी जीत की भाँति मना सकते हैं। अब तक पाँच किलो तक वज़न कम कर चुके होंगे। अब विश्राम करें तथा ज्यादा वज़न कम करना चाहते हों, तो कुछ दिन आराम के बाद पुन: शुरू हो जायें। आपके शरीर से जहरीले पदार्थ भी बाहर हो जायेंगे तथा अतिरिक्त जमा हुआ मांस भी घटा सकते हैं।

जो महिलाएँ तथा पुरुष वज़न के खतरे की चरम सीमा तक पहुँच चुके हैं, उनके लिए यह भोजन विशेष रूप से महत्त्वपूर्ण हैं। अधिक वज़न की वजह से स्त्रियाँ हमारे घर/गाँव में आर्थ्राइटिस की शिकार हो जाती हैं। अतिरिक्त वज़न से असंख्य बीमारियाँ आ जाती हैं, जैसे हृदय-सम्बन्धी रोग हाइपरटेंशन, आर्थ्राइटिस और यहाँ तक कि कैंसर भी। आप प्रतिदिन लगभग 15-20 मिनट एक्सरसाइज भी कर सकते हैं ताकि शीघ्र ही वज़न को कम कर सकें। इसी की वजह से कामना करता हूँ कि आप निरोगी एवं दीर्घायु हों।

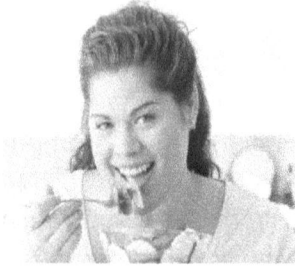

मोटापा घटाने के कुछ अन्य आसान नुस्खे

चीन में एक कहावत प्रचलित है कि–"शरीर में कोई भी बीमारी मुँह से घुसती है।" हम सब भी यह जानते हैं कि भोजन लेने का गलत ढंग कई तरह की बीमारियाँ पैदा कर देता है। दरअसल मोटापा पोषक पदार्थों की अधिकता की एक गड़बड़ी है। जरूरी पोषक तत्त्वों का जरूरत से ज्यादा सेवन मोटापे को जन्म देता है। यह भी सही है कि जरूरी पोषक तत्त्वों को लेना हम रोक नहीं सकते लेकिन उनकी मिकदार को हम तय कर सकते हैं। यहाँ मैं कुछ चकरी नुस्खे बताने जा रहा हूँ, जिन्हें अपनाने पर आप बड़ी सहजता से अतिरिक्त वज़न को कम कर पायेंगे।

1. गरम पानी में एक नींबू निचोड़कर आप सुबह लें। इसमें मिठास के लिये आप एक चम्मच शहद डाल सकते हैं। इसे आप सुबह उठते ही खाली पेट लें। दोपहर को आप ऐसा ही हलका गरम पानी, जिसमें शहद की जगह हलका-सा काला नमक पड़ा हो ले सकते हैं।
2. आप तुलसी के पत्तों के जूस की 10 बूँदे दो चम्मच शहद के साथ पानी में मिलाकर एक महीने तक लेते हैं, तो वज़न कम कर सकते हैं।
3. मोटापे को कम करने के लिए सबसे अच्छा सलाद है, कच्चा टमाटर+प्याज+नींबू का रस।
4. शहद कच्चे टमाटर के रस के साथ।
5. ताजा लौकी का रस।
6. नाश्ते में उबला अथवा भूना हुआ आलू।
7. मक्खन निकाली हुई पतली लस्सी।
8. नाश्ते में रात को भिगोये हुए 100 ग्राम काले चने।

(क) खाने को चबाकर खायें

यह भी एक चमत्कारी प्रयोग है। आप अपने भोजन को चबा-चबाकर खायें। हमारे 32 दाँत होते हैं और अगर हम खाने के हर कौर (ग्रास) को 32 बार चबा लेते हैं, तो निश्चित है कि वज़न कम होगा ही। यह बात अमेरिका को होरैक फ्लैचर के शोधों के बाद पता चली तथा इसे फ्लैचरिज्म के नाम से जाना गया। जब हम खाने को अच्छी तरह से चबाते हैं, तो इसमें सलाइवा (लार) अच्छी तरह से मिल जाता है, जो कि खाने को हजम होने में काफी मदद करता है।

दूसरी महत्त्वपूर्ण बात उन्होंने यह बतायी कि जिस समय हमारा दिमाग या मूड ठीक न हो, हमें खाना नहीं खाना चाहिए, क्योंकि आवश्यक पाचक एंजाइम और रसों का उत्सर्जन उस समय नहीं होता है, जब हम परेशान हों। एक खुशमिजाज माहौल तथा मूड खाने को हजम कराने में मदद करता है।

सबसे जरूरी बात यह भी है कि जब तक भूख न हो खाना न खायें। भूख लगने पर खाना खायें तथा एक निश्चित समय पर ही खाना खायें

(ख) एक और बेहद असरकारक नुस्खा

दो चम्मच त्रिफला रात को दो पानी के भरे गिलासों में डालें। सुबह उठकर इन्हें धीमी आँच पर गरम करें। जब आधा रह जाये तो उसमें नींबू, अदरक का रस तथा शहद मिला लें। जैसे गरम चाय पीते हैं, वैसे ही पी लें। वज़न कम करने का यह शर्तिया तरीका है। इससे आपका वज़न तो कम होगा ही साथ में पेट भी साफ होगा। अगर जोड़ों में दर्द हो तो नींबू न लें।

अश्वगन्धा के ताजे पत्ते एक सुबह एक दुपहर और एक शाम को गरम पानी के साथ लें। दिन में गरम पानी पीयें। इस तरह एक महीने में 5 से 15 किलो तक वज़न कम कर सकते हैं। जहाँ तक सम्भव हो, नमक तथा चीनी का प्रयोग कम से कम करें।

➡ हरी सब्जियाँ खायें। यह वज़न को नियन्त्रित करती हैं।

➡ रात में छ: घण्टें से ज्यादा न सोयें।

➡ दिन में सोने की आदत न डालें। खाना खाने के बाद एक दम ना सोयें।

➡ आयुर्वेदिक चिकित्सक के परामर्श से आप 'मेदोहर वटी' ले सकते हैं। इससे वज़न भी कम होगा तथा कोई कमजोरी भी नहीं आयेगी। आप अधिक क्षमता से काम कर सकेंगे।

ध्यान रखें

1. शारीरिक श्रम के अभाव तथा थायराइड व वंशानुगत कारणों से मोटापा आता है।

2. खाने की मात्रा कम करें व बार-बार खाने की आदत न डालें।

3. घी, तेल, तले हुए खाद्य-पदार्थ, एवं मैदे से बने हुए खाद्य-पदार्थ न खायें।

4. बर्गर, पीजा, चिप्स, कोल्ड ड्रिंक व जंक फूड्स का प्रयोग न करें।

5. रात्रि का भोजन हलका लें।

6. अंकुरित अनाज, फल व बिना मलाई का दूध लें।

7. गेहूँ, चावल, बाजरा व साबुत मूँग 500-500 ग्राम सेंक कर दलिया बना लें। इनमें 20 ग्राम अजवाइन व 50 ग्राम तिल मिला लें। अब आप 50 ग्राम दलिया को 400 ग्राम पानी में मिलाकर पकायें। स्वाद के लिए हरा धनिया, अदरक, हरी मिर्च मिला दें। इससे मधुमेह तथा मोटापा दोनों कम होते हैं।

मोटापा कम हो करके आपका शरीर सुडौल, सुन्दर बनेगा। आप में आत्मविकास होगा, समस्त बीमारियाँ भागने लगेंगी। आप आत्म-निर्भर बनेंगे। दूसरों के सहारे की जरूरत नहीं पड़ेगी, बल्कि जिन्दगी भर दूसरों का सहारा बनेंगे।

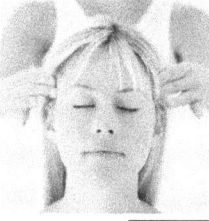

एक्यूप्रेशर

महान चिन्तक एवं लेखक डाक्टर जॉनसन ने कहा है - "To preserve health is a moral and religious duty, for health is the basis of all social virtues. We can no longer be ne useful when not well" अर्थात् 'स्वास्थ को बनाये रखना एक नैतिक एवं धार्मिक कर्तव्य है, क्योंकि स्वास्थ्य ही सब सामाजिक सद्‌गुणों का आधार है- रोग की अवस्था में हम उपयोगी नहीं रह पाते।' इसी आशय की संस्कृत में भी एक उक्ति है-*"शरीरमाद्यं खलु धर्मसाधनम्।"* अत: स्वास्थ्य को बनाये रखना जहाँ व्यक्ति के निजी तथा पारिवारिक हित में है, वहाँ समाज तथा देश के लिए भी लाभकारी है।

जब से मनुष्यता का सभ्य समाज के रूप में विकास हुआ है, तब से ही चिकित्सक लगातार इस कोशिश में हैं कि अधिक से अधिक प्रभावशाली चिकित्सा-पद्धतियों तथा औषधियों की खोज की जाये ताकि मनुष्य लम्बे समय तक नीरोग रह सके और अगर रोगग्रस्त हो भी जाये, तो शीघ्र स्वस्थ हो सके।

एक्युप्रेशर- प्राचीन भारतीय-चिकित्सा

अनेक रोगों में एक्युप्रेशर बिना दवा, बिना आपरेशन के रोग निवारण की प्रभावशाली विधि है। इस पद्धति की विशेषता यह है कि इसके द्वारा केवल अनेक रोगों का इलाज ही नहीं किया जाता, अपितु अनेक रोगों को दूर भी रखा जा सकता है, जिसे रोग-निरोधक उपाय (Preventive treatment) कहते हैं।

मोटापा

पैतृक होने के अतिरिक्त मोटापा आने के कई अन्य कारण भी हैं। अधिक कैलोरी वाले भोजन करना, लेकिन शारीरिक काम न करना, ग्रन्थियों द्वारा अपना कार्य ठीक से न करना, स्त्रियों की स्थिति में प्रसव के बाद, कुछ मनोवैज्ञानिक कारणों तथा कई बीमारियों की वजह से भी मोटापा बढ़ने लगता है। मोटापा

प्रायः 15 से 50 की आयु तक बढ़ता रहता है। मोटापे का अभिप्राय है- शरीर में चरबी का बढ़ जाना-

If you eat more than need for the energy you expend, your body stores the surplus as fat. And if these fatty tissues become conspicuous, you may be considered 'obese' एक्यूप्रैशर द्वारा वज़न कम करने के लिए पैरों तथा हाथों में पिट्टूटरी, थायराइड, पैराथायराइड, अड्रनालिन, ग्रन्थियाँ, जिगर, आमाशय, अँतड़ियाँ तथा गुरदों सम्बन्धी प्रतिबिन्ब केन्दों पर दबाव डालना चाहिए। इन केन्द्रों के पैरों तथा हाथों दोनों में दबाव केन्द्र होते हैं। स्त्रियों के प्रजनन अंगों का वज़न के बढ़ने तथा घटने से काफी सम्बन्ध होता है, इसलिए गर्भाशय, डिम्ब ग्रन्थियों तथा गर्भाशय नलिकाओं से सम्बन्धित प्रतिबिम्ब केन्द्रों पर भी आवश्यक दबाव देना चाहिए।

इसके अतिरिक्त पीठ तथा टाँगो के पीछे व पेट पर कुछ विशेष केन्द्रों पर प्रेशर देने से वज़न घटता है। इन केन्द्रों की स्थिति तथा इन पर प्रेशर देने का ढंग आकृति 2,3,4 एवं 5 में दिखाया गया है। (160,161,171,174) दाहिने कन्धे के मध्य भाग में प्रेशर देने से भूख अधिक नहीं लगती, जिससे वज़न कम करने में सहायता मिलती है। इस केन्द्र पर हाथ के अँगूठे या अँगुली के साथ दिन में दो बार लगभग आधा मिनट तक प्रेशर देना चाहिए। प्रेशर आप स्वयं भी दे सकते हैं या फिर किसी से दिलवा भी सकते हैं।

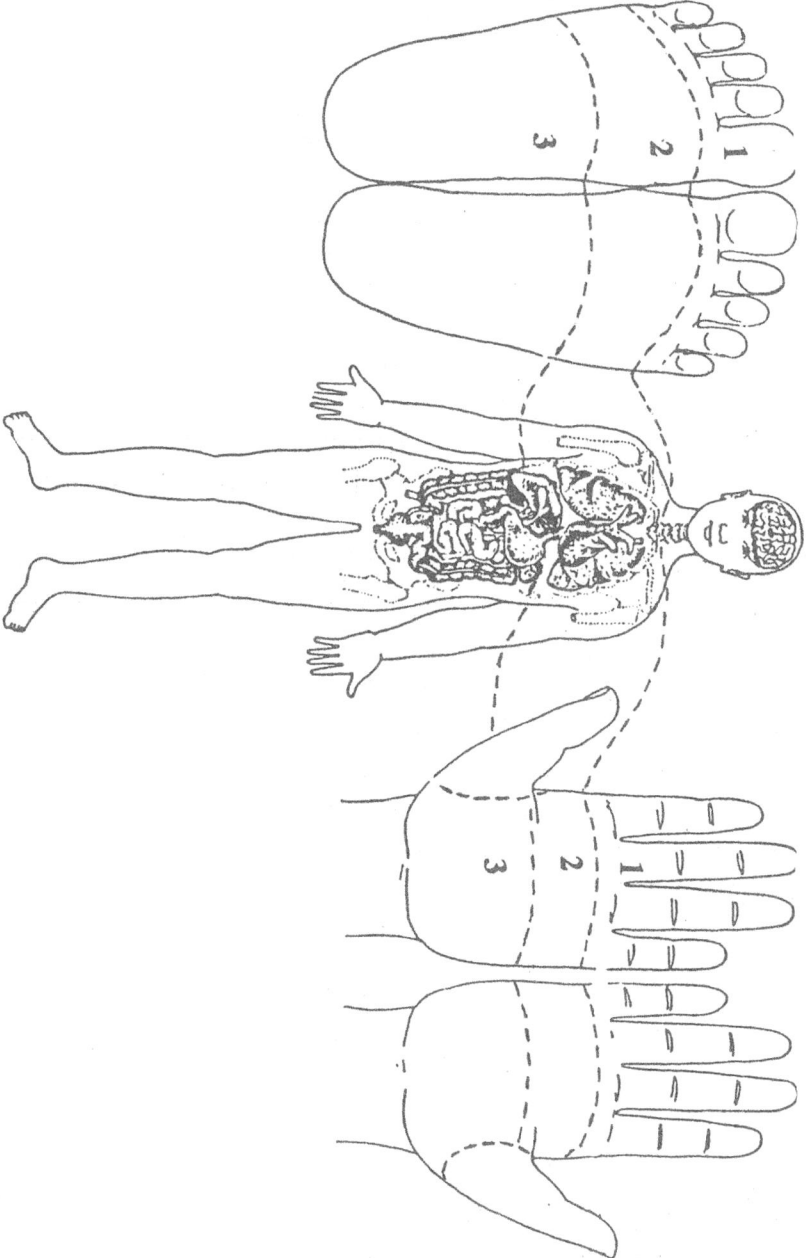

आकृति सं. - 2

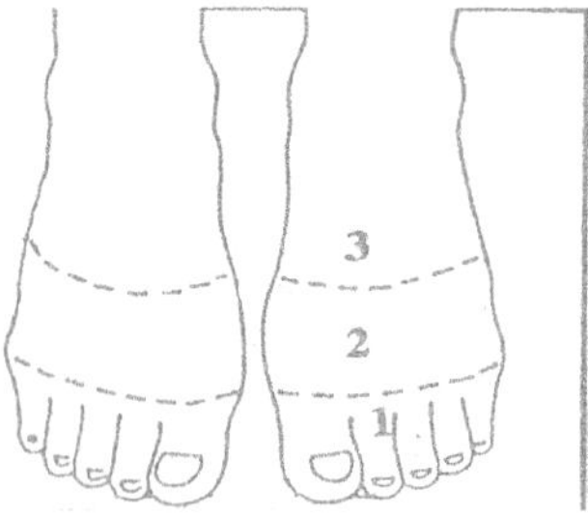

आकृति सं. - 3

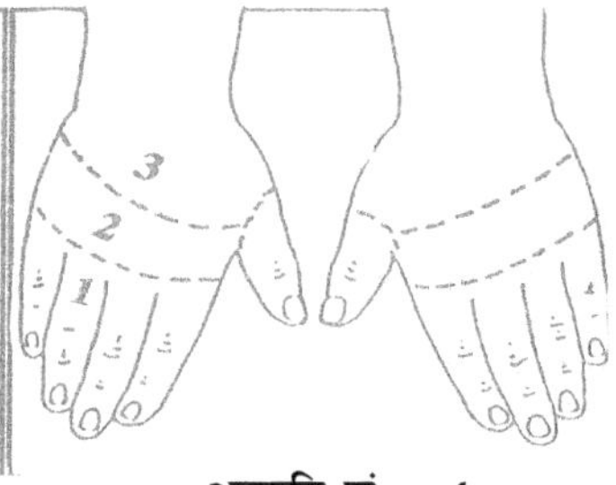

आकृति सं. - 4

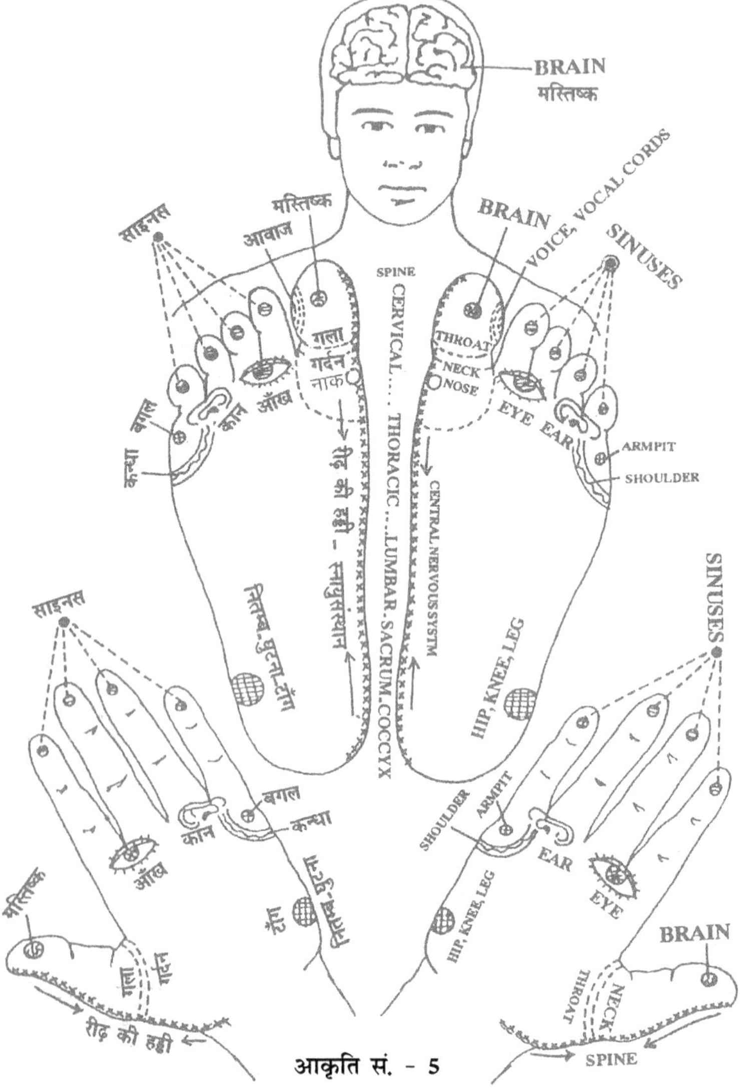

आकृति सं. - 5

हथेलियों में 'मैजिक मसाजर' से प्रेशर देने से भी मोटापा दूर किया जा सकता है। 'मैजिक मसाजर' से प्रेशर देने का ढंग आकृति (6) (38) तथा (7) (391) में दिखाया गया है। पैरों में लकड़ी, रबड़, या प्लास्टिक के धारीवाले बेलन या रोलर से प्रेशर देने से जहाँ अनेक रोग दूर होते हैं, वहाँ मोटापा भी दूर होता है। क्योंकि इस तरह प्रेशर से सारे आन्तरिक अंगों तथा ग्रन्थियों की क्रिया में सुधार होता है। बेलन या रोलर से प्रेशर देने का ढंग। आकृति सं.-8 तथा आकृति सं. 9 में स्पष्ट है इससे सम्बन्धित अधिक जानकारी आकृति सं.-10, 39 के साथ दी गयी है।

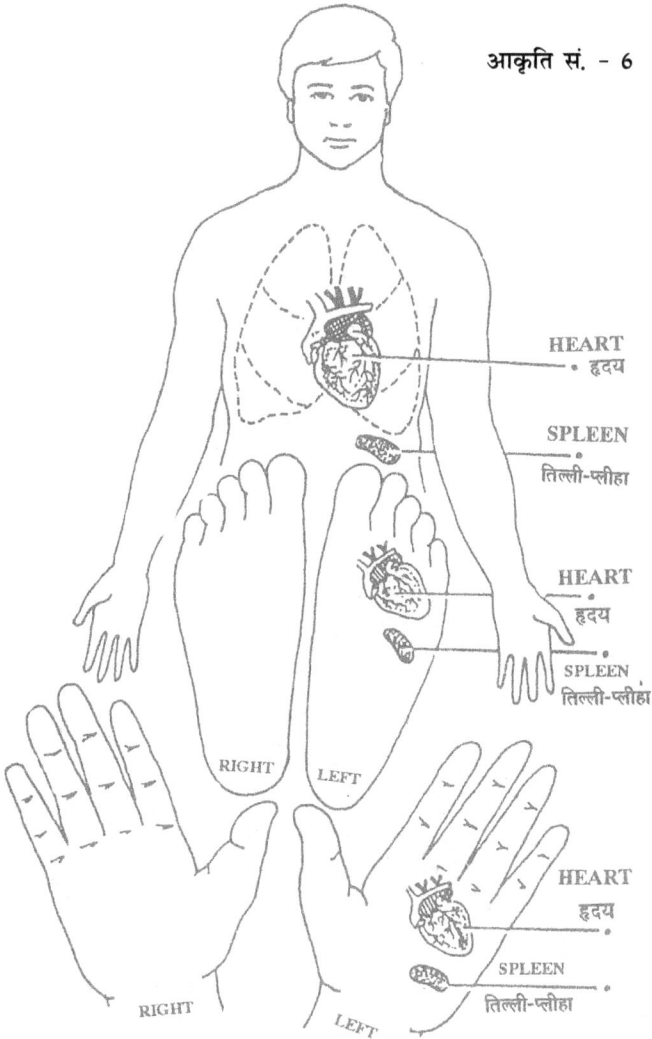

आकृति सं. - 6

HEART
हृदय

SPLEEN
तिल्ली-प्लीहा

HEART
हृदय

SPLEEN
तिल्ली-प्लीहा

HEART
हृदय

SPLEEN
तिल्ली-प्लीहा

RIGHT   LEFT

RIGHT   LEFT

आकृति सं. - 7

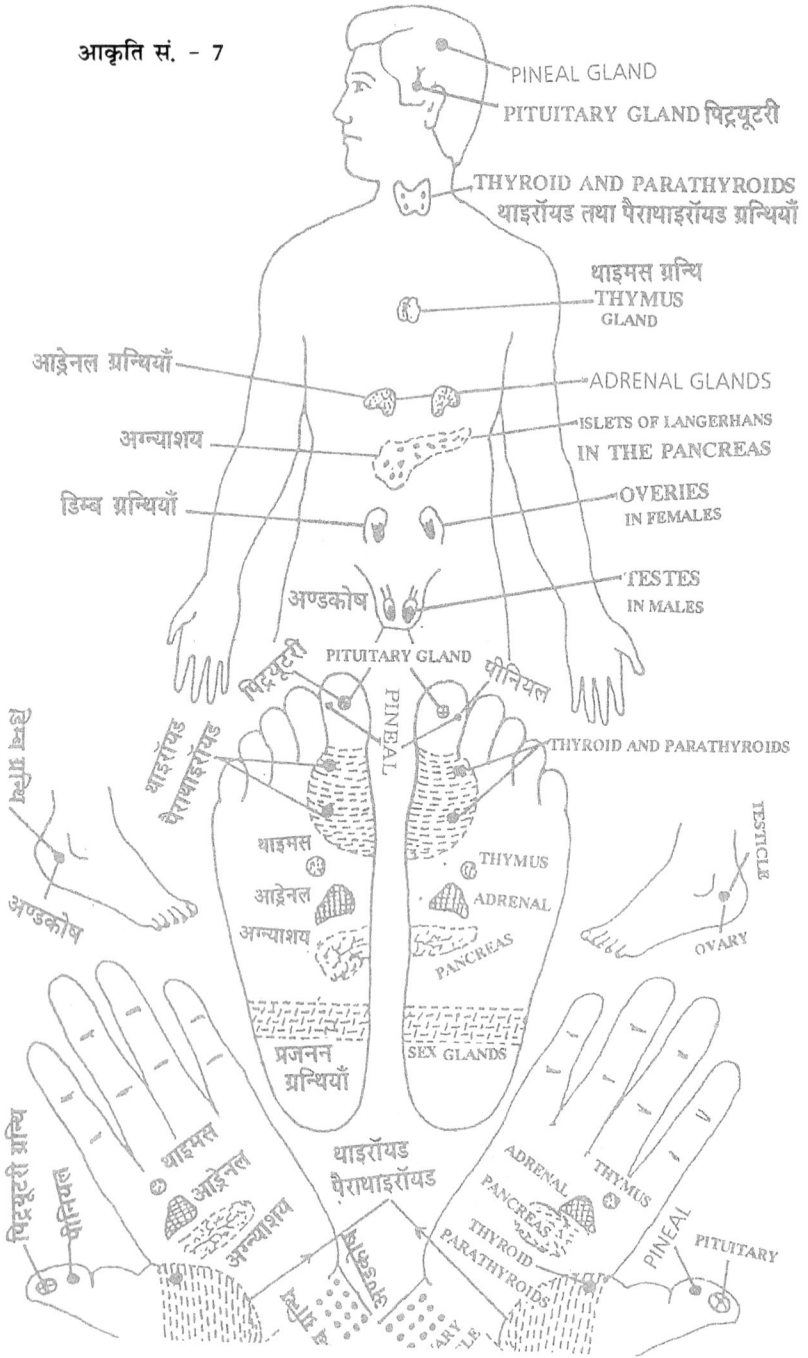

थाइरॉयड तथा पैराथाइरॉयड ग्रन्थियाँ
थाइमस ग्रन्थि
पिट्र्यूटरी
पीनियल
थाइरॉयड
पैराथाइरॉयड
डिम्ब ग्रन्थि
TESTICLE
OVARY
पिट्र्यूटरी ग्रन्थि
पीनियल
थाइरॉयड
पैराथाइरॉयड

आकृति सं. - 8

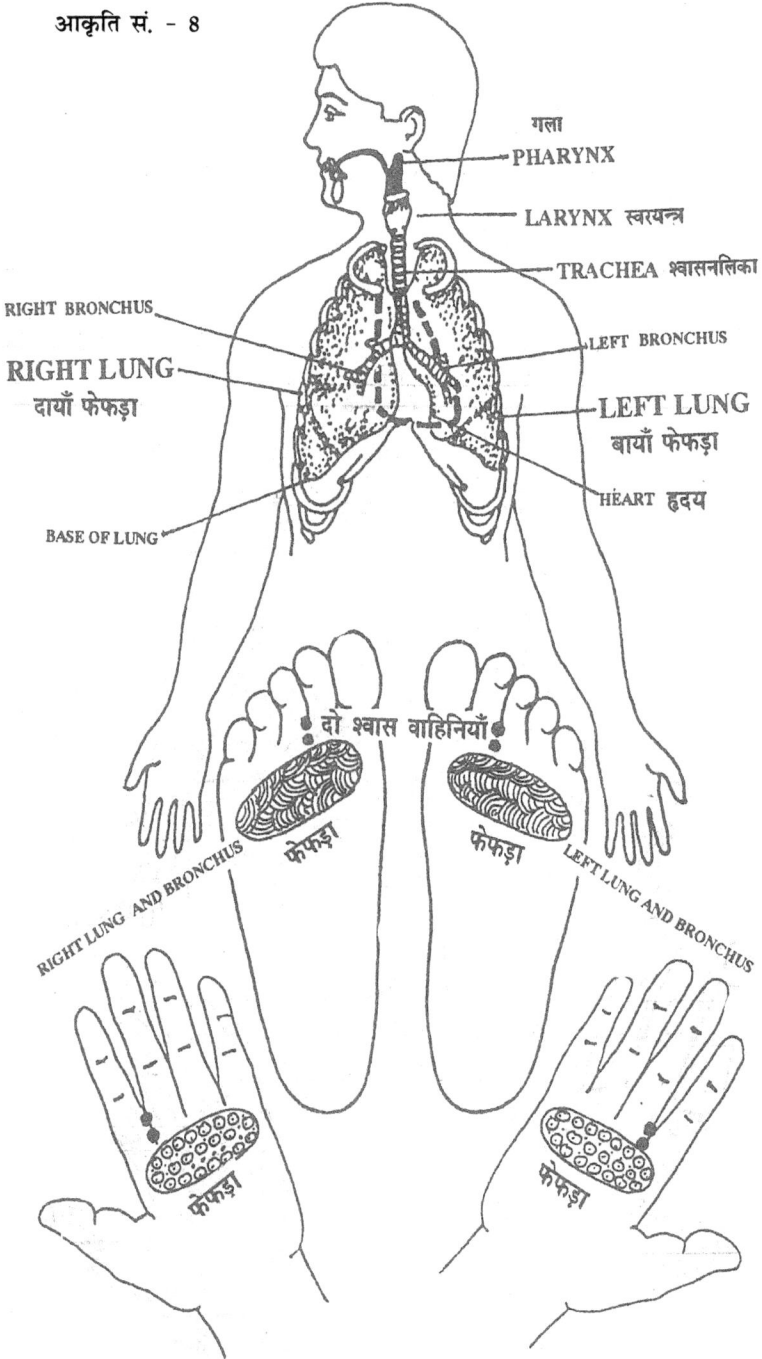

गला
PHARYNX

LARYNX स्वरयन्त्र

TRACHEA श्वासनलिका

RIGHT BRONCHUS

LEFT BRONCHUS

RIGHT LUNG
दायाँ फेफड़ा

LEFT LUNG
बायाँ फेफड़ा

HEART हृदय

BASE OF LUNG

दो श्वास वाहिनियाँ

फेफड़ा   फेफड़ा

RIGHT LUNG AND BRONCHUS   LEFT LUNG AND BRONCHUS

फेफड़ा   फेफड़ा

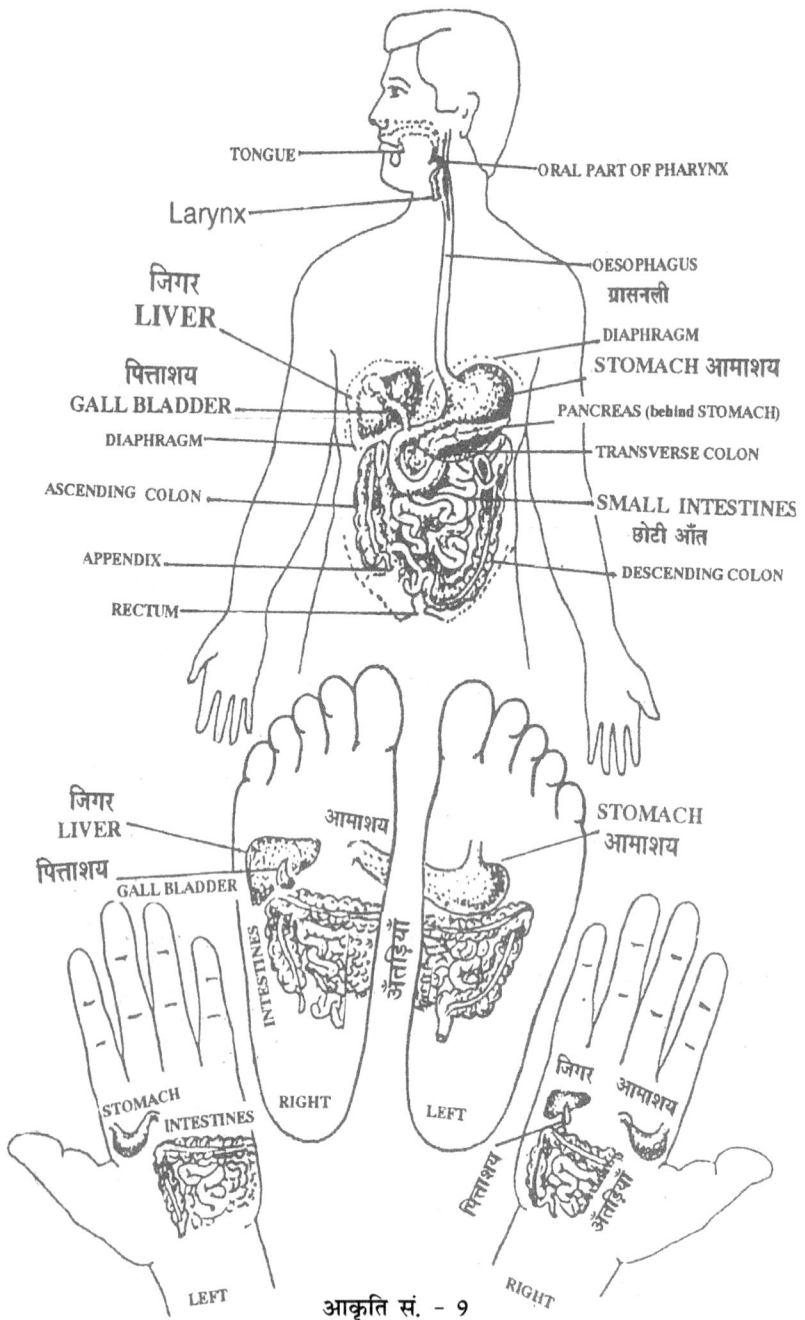

TONGUE

ORAL PART OF PHARYNX

Larynx

OESOPHAGUS
ग्रासनली

जिगर
LIVER

DIAPHRAGM

STOMACH आमाशय

पित्ताशय
GALL BLADDER

PANCREAS (behind STOMACH)

DIAPHRAGM

TRANSVERSE COLON

ASCENDING COLON

SMALL INTESTINES
छोटी आँत

APPENDIX

DESCENDING COLON

RECTUM

जिगर
LIVER

आमाशय

STOMACH
आमाशय

पित्ताशय
GALL BLADDER

INTESTINES

अंतड़ियाँ

RIGHT

LEFT

जिगर
आमाशय

STOMACH
INTESTINES

पित्ताशय

अंतड़ियाँ

LEFT

RIGHT

आकृति सं. - ९

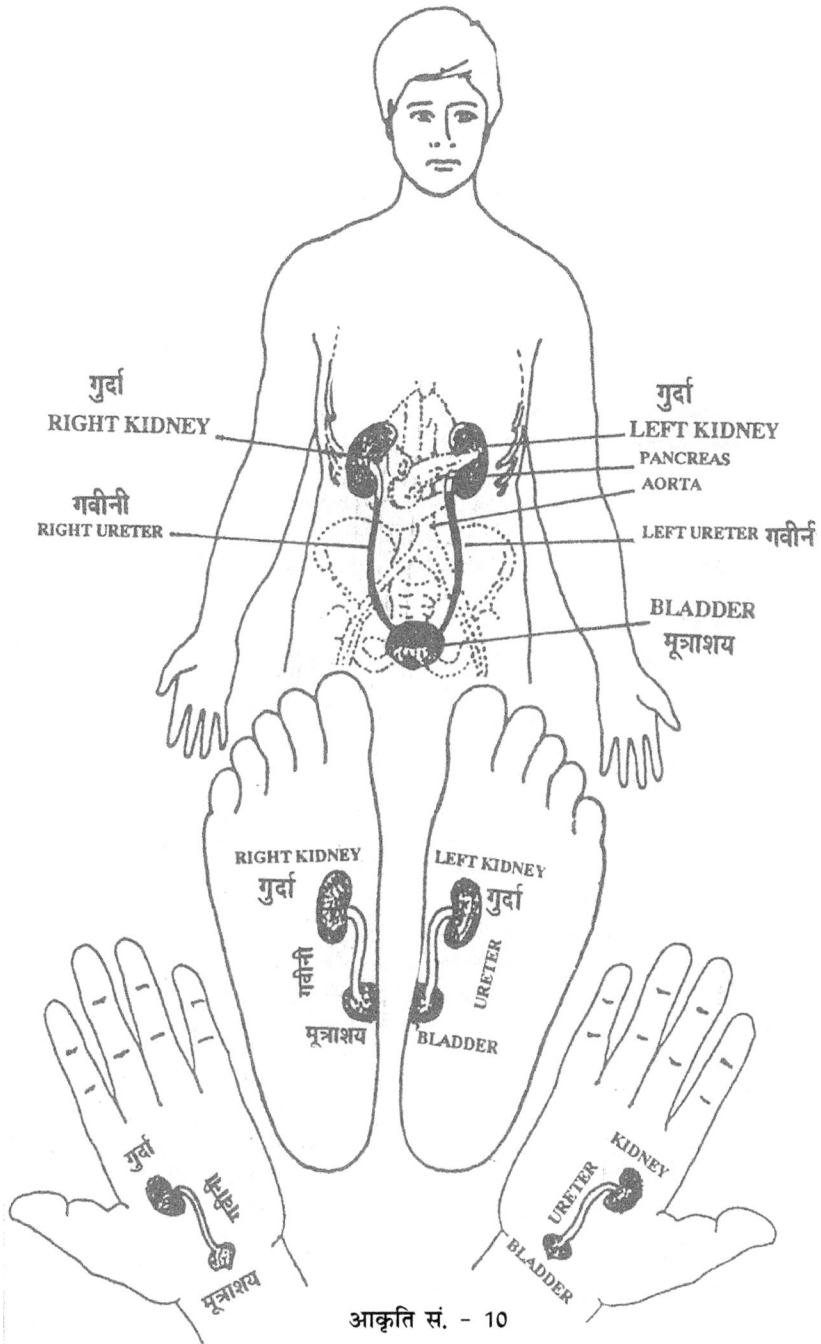

गुर्दा
RIGHT KIDNEY

गुर्दा
LEFT KIDNEY
PANCREAS
AORTA

गबीनी
RIGHT URETER

LEFT URETER गवीर्न

BLADDER
मूत्राशय

RIGHT KIDNEY
गुर्दा

LEFT KIDNEY
गुर्दा

गवीनी

URETER

मूत्राशय

BLADDER

गुर्दा

गबीनी

KIDNEY

URETER

मूत्राशय

BLADDER

आकृति सं. - 10

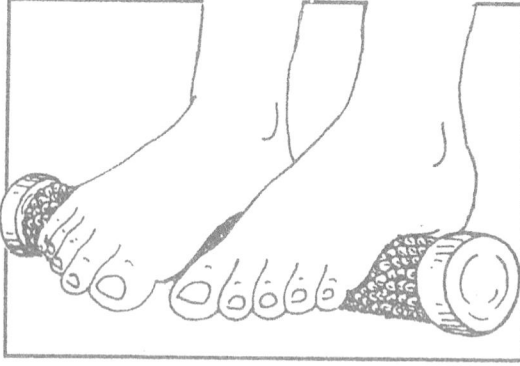

आकृति सं. - 39

समुचित आहार तथा एक्यूप्रेशर द्वारा प्रतिमास लगभग 4-5 किलो वज़न घटाया जा सकता है। दो महीने में एक बार अवश्य अपना वज़न करें तथा उसका रिकार्ड रखें। अगर शुरू में वज़न कम न हो, तो भी निराश न हो, आगामी कुछ दिनों में वज़न कम करना ठीक नहीं है। इससे लाभ के बजाय नुकसान अधिक होता है।

Acupressure is not a secret science. The techniques are easy to understand and any one can help himself by their use.

–Dr Hans Ewald

–Acupressure Techniques

हाथ और पाँव में हमारे शरीर के खासकर मोटापे को नियन्त्रित करने वाले केन्द्र हैं। हमारी कुछ एक नसों के सिरे अथवा दबाव केन्द्र यहाँ पर होते हैं। इसी कारण यह भाग ज्यादा sensitive (संवेदनशील) होते हैं। हम कई बार कुछ चीजें आँखों से नहीं देख पाते, लेकिन उन्हें अपनी हथेलियों तथा पाँव के तलवों में महसूस कर सकते है। हम अपने हाथ की अँगुलियों से अपनी नब्ज को महसूस कर सकते हैं, जबकि शरीर का अन्य कोई भी हिस्सा ऐसा नहीं कर सकता।

हमारे शरीर में दो तरह की ऊर्जा होती है- नकारात्मक तथा सकारात्मक। यह दोनों ऊर्जा मिलकर विद्युतीय शक्ति का निर्माण करती हैं, जिससे हमें जीवन शक्ति प्राप्त होती है। हमारे हाथ एवं पाँव विद्युतीय सर्किट के स्विच बोर्ड की तरह काम करते हैं। जब व्यक्ति बीमार, थका हुआ या तनाव में होता है, ऐसे समय में इस विघुतीय शक्ति की शरीर में कमी हो जाती है।

हमारी दोनों हथेलियों में लगभग 38 दबाव केन्द्र होते हैं। जहाँ पर उचित

दबाव देकर हम विभिन्न प्रकार की व्याधियों पर नियन्त्रण पा सकते हैं। यदि आप ने शरीर से मोटापे को नियन्त्रित एवं ठीक कर दिये, तो समझें आप ने लगभग सभी बीमारियों तथा कमियों को दूर कर लिया। शरीर के एण्डोक्राइन ग्लैण्ड्स से उत्सर्जित रसायन मोटापे में विशेष भूमिका निभाते हैं। इस अनियन्त्रित उत्सर्जन का नियन्त्रण हाथों से किया जा सकता है।

दबाव कहाँ दें

दबाव के प्रारम्भ में दाहिने पाँव को लें तथा फिर बायें पैर को। दायें हाथ को फिर बायें हाथ को। सर्वप्रथम आप मध्य में solar plexus पर दबाव दे सकते हैं, फिर बाकी स्थानों पर मध्यम दबाव देते जायें। अन्त में आप (kidney) गुरदे के केन्द्र पर दबाव दें। ऐसा करने से अवांछनीय तत्त्व टूट कर मूत्र मार्ग से शरीर से बाहर हो जाते हैं। क्रम इस प्रकार रखें-

1. Solar Plexus (सोलर प्लेक्सस)
2. पिट्टूटरी/पिनियल
3. थायराइड
4. ऐडरनालिन
5. पैंक्रियाज
6. फेफड़े
7. हृदय, यकृत
8. पेट
9. कोलोन
10. ब्लैडर
11. गुरदे (kidneys)

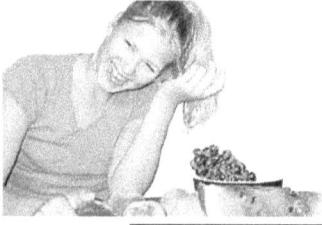

पोषण तलिका

प्रतिदिन एक व्यक्ति को कितनी कैलोरी की आवश्यकता होती है तथा कहाँ से कितनी ले सकता है। इसे मैंने यहाँ बताने की कोशिश की है। इस भ्रम को भी दूर करने की कोशिश की है कि मासाहारी भोजन अधिक ताकतवर होता है।

पुरुष	बैठकर काम करने वाला	2400 कैलोरी
	मध्यम श्रम का काम करने वाला	2800 कैलोरी
	कठोर श्रम करने वाला	3900 कैलोरी
स्त्री	बैठकर काम करने वाली	200 कैलोरी
	मध्यम श्रम करने वाली	2300 कैलोरी
	कठोर श्रम करने वाली	3000 कैलोरी
	स्तनपान कराने की अवस्था में	2700 कैलोरी
बच्चे	जन्म से 6 महीने तक	120 कैलोरी/कि.ग्रा...
	7-12 महीने तक	100 कैलोरी
	2-3 वर्ष	1200 कैलोरी
	4-5 वर्ष	1500 कैलोरी
	6-7 वर्ष	1600 कैलोरी
	8-9 वर्ष	1800 कैलोरी
	10-12 वर्ष	2100 कैलोरी
किशोर	13-15 वर्ष तक (लड़के)	2500 कैलोरी
	13-15 वर्ष तक (लड़कियाँ)	2100 कैलोरी
	16-19 (लड़के)	3150 कैलोरी
	16 -19 (लड़कियाँ)	2100 कैलोरी

विभिन्न कार्यों से कैलोरी का व्यय/प्रति घण्टा

(1)	सोने पर	50–55			
(2)	शान्त लेटने पर	55–70	(8)	तेज चलने से	235
(3)	बैठकर विश्राम करने पर	80–85	(9)	दौड़ने से	395
(4)	खड़े होकर आराम करने पर	90	(10)	शारीरिक श्रम	230
(5)	सिलाई करने पर	105	(11)	पत्थर तोड़ने से	315
(6)	टाइपिंग करने से	110	(12)	लकड़ी काटने से	380
(7)	कठिन व्यायाम करने से	315	(13)	खेती करने से	220

यदि एक व्यक्ति को प्रतिदिन 2500 कैलोरी की आवश्यकता हो और वह ठीक 2500 कैलोरी प्रदान करने वाला भोजन खाता हो। न कम न ज्यादा तब उसके शरीर का वज़न भी स्थिर रहेगा।

इसके विपरीत कैलोरिज अधिक ली जायें और व्यय कम किया जाये तो, बची हुई कैलोरी वसा (चरबी) का रूप धारण करके शरीर के भिन्न-भिन्न स्थानों पर जमा हो जाती है। आवश्यकता से कुछ ही कैलोरी अधिक प्रतिदिन खाने से वज़न बढ़ना शुरू हो जाता है। जो बेतहाशा अनाप-शनाप खाते जाते हैं, जिन्होंने न कभी भोजन की नाप-तौल की चिन्ता की है और न ही उसके तत्त्वों की तथा जो पुष्टिकारक पदार्थ निरन्तर कई वर्षों से लगातार खाते चले आ रहे है, उनका वज़न नहीं बढ़ेगा तो फिर और क्या होगा।

यदि प्रतिदिन की शारीरिक चेष्टाओं में प्रतिदिन 2000 कैलोरी खर्च की जाती है और भोजन के रूप में केवल 1000 कैलोरी प्रतिदिन खायी जाती है, तो बाकी की 1000 कैलोरी अवश्य ही शरीर की अवांछित, अनावश्यक और फालतू चरबी से ली जायेगी। यदि आप एक सप्ताह तक 2000 कैलोरी की बजाय 1000 कैलोरी खायें, तो सामान्यत: आपका वज़न एक सप्ताह में लगभग 906 ग्राम कम हो जायेगा। यदि आप 3500 कैलोरी कम खाते हैं, तो 460 ग्राम वज़न कम होगा। भिन्न-भिन्न लोगों का वज़न भिन्न-भिन्न परिणाम से घटता है। लेकिन यदि आपने शुरुआत कर दी है, तो निश्चित है कि वज़न घटेगा ही। अगर वज़न घटेगा, तो तन्दुरुस्ती, स्फूर्ती बढ़ेगी तथा बीमारियाँ घटती चली जायेंगी।

कैलोरी चार्ट		कैलोरी प्रति औंस = 28½ ग्राम	
फ्रासबीन	04	बन्दगोभी (कच्ची)	6
राजमा	26	बन्दगोभी (उबली हुई)	3
जौ	102	बीयर	9
कस्टर्ड (बना हुआ)	29	बिस्कुट फीके	127
केला	22	बिस्कुट मीठे	160
नाशपाती	25	जामुन	08
सूखी खुबानी	52	वार्नविटा	105
बादाम गिरी	170	डबल रोटी	67
डबल रोटी (सेंकी हुई)	162	चिकन	54
डबल रोटी (चटनी लगाकर)	32	चाकलेट (सादी)	155
अंकुरित दाल	9	मिल्क चाकलेट	167
भक्टवत	226	काफी	60
कार्नफ्लेक्स	104	डालडा	262
खीरा	03	फलों की सलाद	20
मुनक्का	06	फलों की हलवा	92
मुनक्का सूखा	69	सोंठ का चूर्ण	74
गाजर (कच्ची)	6	बेर	5-1
गाजर उबाली हुई	5	अंगूर	17
फूलगोभी (उबली)	3	शहद	82
पनीर	33	अण्डा	46
चेरी	13	मसूर दाल (उबली)	7
आटा	95	मसूर सूप	29
मैदा	100	चुकन्दर	3
मैक्रोनी	102	शराब	60-90
तरबूज	7	खोया (बिना चीनी)	44
दूध (ताजा)	19	दूध का पाउडर	150

दूध (Skimmed)	10	शहतूत	10
बरफी	1000	सरसों	132
आलू उबला हुआ	21	मटन	74
आलू तला	30	कद्दूलौकी	4
आलू चिप्स	68	पेस्ट्री	57-167
आलू भुना हुआ	30	आड़ू	40
आलू सूप	26	पुदीना	111
मछली	30	सोयबीन का आटा	123
ह्विस्की जिन रम वोदका	63	पालक का साग	7
चावल कच्चे	102	मूली	4
चावल उबले	35	चीनी	112
साबूदाना	101	शलजम (उबला)	5
सैण्डविच केक	134	मीठी रोटी	51
		अखरोट की गिरी	156

इन सब चीजों पर एक बार नजर दौड़ा लेने से आपको ध्यान रहेगा कि क्या खाने से पेट जल्दी भरता है तथा कैलोरी कम मिलती है एवं कौन-सी चीजें पेट न भरने पर भी अधिक कैलोरी दे जाती हैं।

कुछ एक लोगों का मानना है कि मांसाहार, शाकाहार से अधिक ताकतवर होता है, मैं यहाँ उनकी इस सोच का खण्डन करना चाहूँगा। हालाँकि यह पूर्णतया सत्य है कि किसी का गला काटकर यदि स्वयं का पेट भरने की इच्छा रखते हो, तो आप शारीरिक एवं मानसिक रूप से स्वस्थ नहीं हो। मासाहार हमारे शरीर में कई तरह की विकृतियाँ पैदा कर जाता है, लेकिन मेरा उद्देश्य यहाँ इस सम्बन्ध में चर्चा करना नहीं है। मैं यहाँ आपको कुछ चीजों की तुलनात्मक पौष्टिकता बताऊँगा।

(1) प्रोटीन			
अण्डा	13.3 %	चना/दालें	22 % से 25%
मांस	18.5%	सोयाबीन	43.2 %
अत: एक किलोग्राम सोयाबीन = तीन किलोग्राम अण्डे या दो कि. ग्राम मांस या मछली।			

(2)	कार्बोहाइड्रेट			
	अण्डा व मांस = 0.00		चना/दालें	56 % से 60 %
			सोयाबीन	22.9 %
(3)	लोहा			
	अण्डे में	2.1 यूनिट	चने और दालों में	9.8 तक
	मांस में	2.5 यूनिट	सोयाबीन	11.5 यूनिट
(4)	फासफोरस			
	अण्डे में	0.22%	चने और दालों में	0.25−0.37
	मांस में	0.15%	सोयाबीन	0.69
(5)	कैलोरी			
	अण्डों में	173	चने और दालों में	334−372
	मांस में	194	सोयाबीन	432

अन्य तत्त्व भी शाकाहार में अधिक हैं। 'जैसा खाओगे अन्न वैसा होगा मन।' और वैसा ही आपका दिन, महीना साल और जीवन होगा।

आपकी जानकारी के लिए बता दूँ कि सोवियत संघ के "अबखा सियांस" राज्य में औसत व्यक्ति की आयु 100 वर्ष से अधिक है। ये लोग पूर्णत: शाकाहारी हैं। कश्मीर की 'हुंजा' शुद्ध शाकाहारी हैं इसलिए ये नीरोग और दीर्घजीवी होते हैं। इसके विपरीत एस्कीमो जो केवल मांस खाते हैं कई प्रकार के रोगों से ग्रसित रहते हैं और 35 वर्ष की आयु से पूर्व ही निस्तेज और निष्क्रिय हो जाते हैं। इच्छा है आपकी, शरीर है, आपका।

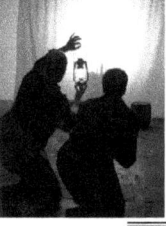

एक शुरुआत

प्रिय मित्रों, मैं लकीर का फकीर नहीं हूँ। अतः मेरी सोच थोड़ी अलग तरह की है। अमूमन लेखक अपनी पुस्तक विचारों, व्याख्यान या शोध को सारांश, उपसंहार, निष्कर्ष आदि नाम देकर बन्द कर देते हैं, लेकिन आपको इतनी सारी बातें बताने के बाद मैं इस पुस्तक को बन्द करने की उम्मीद आपसे नहीं करुँगा। अतः मैंने इस अध्याय को एक अनोखा नाम 'शुरुआत' दिया है। दोस्तो! आप भी मुझसे सहमत होंगे कि यह अच्छाई की, बदलाव की, अच्छे स्वास्थ्य की, सुन्दर शरीर की उम्मीदों की शुरुआत ही तो है।

मैं यहाँ पर जल्दी-जल्दी कुछ बातें बताऊँगा जिन्हें आप हमेशा ध्यान में रखेंगे। वज़न को कम करने के सैंकड़ों तरीके हैं और हजारों ढंग हैं, कम हुए वज़न दोबारा प्राप्त कर लेने के। विशेष तरह का भोजन-प्लान, कई तरह के कैप्सूल, गोलियाँ, चिकित्सा विधियाँ, दौड़-भाग कई तरह की चीजों से आप यह हासिल कर सकते हैं। फिर आपको ऐसी पुस्तक पढ़ने की जरूरत क्यों पड़ी। मित्रो! क्योंकि आप जानते हैं कि बहुत सारी विधियाँ वज़न तो कम कर सकती हैं, लेकिन इसके साथ दूसरी कई समस्याएँ हमें दे जाती हैं। और एक बीमारी को छोड़ने के बदले दूसरी बीमारी लेने का सौदा एक आलसी एवं धनवान व्यक्ति कर सकता है, किन्तु एक समझदार व्यक्ति हरगिज ऐसा नहीं करेगा।

हमारी इस योजना का मकसद है कि आप केवल वज़न कम करने पर ध्यान केन्द्रित न करें, बल्कि अपने घटे हुए वज़न वाले सुन्दर शरीर को वैसे ही रख पाने पर ज्यादा ध्यान दें। बहुत सारे लुभावने विज्ञापन देखने को मिलते हैं, जिनमें दावा किया जाता है, केवल 15 दिन में 10 किलो वज़न कम करें। पहले और बाद के उनके चित्र भी दिये होतें हैं। लेकिन वज़न घटाने से अन्य शारीरिक नुकसान क्या होंगे, ये नहीं बताया जाता। तथा इस बात की भी कोई कम्पनी या अस्पताल गारण्टी देने को तैयार नहीं कि घटा हुआ वज़न दोबारा नहीं बढ़ेगा। अतः यदि आप कुछ बातों पर ध्यान देंगे तो ऐसा नहीं होने देंगे।

➡ आप अपने ही शरीर की चरबी का श्रम से जलायें तथा जरूरी ऊर्जा के लिए उसे ही इस्तेमाल करे तथा 1 से 3 किलो तक वज़न कम करें एक सप्ताह में।

➡ योग एवं प्राणायाम से अपने भीतरी अंगों की कार्य-क्षमता को बढ़ायें।

➡ जहाँ तक सम्भव हो, तनाव से दूर रहें। तनाव आने पर कन्धों को ढीला छोड़ें। चेहरे को धोयें तथा पानी पीयें।

➡ उज्जायी प्राणायाम करके थायराइड को पास न आने दें तथा हार्मोंस को नियन्त्रण में रखकर वज़न बढ़ने से रोकें।

➡ अश्वगन्धा के पत्तों से वज़न कम करें।

➡ त्रिफला + शहद के मिश्रण को बतायी तरकीब के अनुसार लें।

➡ जंक फूड न लें।

➡ कोल्ड ड्रिंक तथा डीप फ्राइड चीजों से परहेज करें।

➡ पत्तागोभी जैसी चीजें खायें जो इतनी ऊर्जा शरीर को नहीं देतीं, जितनी उसे पचाने में शरीर से ले लेती हैं।

➡ ताजा फल खायें।

➡ हरी सब्जियाँ खायें।

➡ तेल व घी का इस्तेमाल कम से कम करें, 2 चाय के चम्मच प्रतिदिन से ज्यादा किसी भी हालत में तेल/घी का इस्तेमाल न करें।

➡ ज्यादा से ज्यादा पानी पीयें।

➡ सम्भव हो तो सप्ताह में एक दिन बिना अन्न के रहें। फल तथा पतला दूध ले सकते हैं।

➡ नमक कम करें।

➡ चीनी तथा अन्य मीठी चीजों को खाना लगभग बन्द कर दें।

➡ चाय/काफी बन्द करें।

➡ मीठे एनर्जी ड्रिंक न लें।

➡ दिन में न सोयें।

➡ रात को जल्दी खाना खायें।

➡ सुबह जल्दी उठकर योग/प्राणायाम या प्रातः भ्रमण करें।

➡ सुबह उठकर लौकी का रस या गरम पानी लें।

मैं एक चीज आपको बताना चाहूँगा कि कुछ चीजों को प्राप्त करने में इनसान की जिन्दगी का एक लम्बा हिस्सा बीत जाता हैं। वर्षों लग जाते हैं, लेकिन लिखने में थोड़ी-सी जगह लेते हैं विचार और बहुत जल्दी इनसान पढ़ भी लेता है। दोस्तो! मुझे खुशी होगी अगर आप दी गयी तकनीकों पर, बातों पर गौर फरमाओगे। आपको बेहतर स्वास्थ्य की कामना के साथ आपका यह दोस्त आपसे इजाजत चाहता है। इस चाहत के साथ कि आपका प्रयास जारी रहेगा।

www.ingramcontent.com/pod-product-compliance
Lightning Source LLC
Chambersburg PA
CBHW071055280326
41928CB00050B/2519
* 9 7 8 9 3 8 1 5 8 8 9 1 8 *